New window 新視野240

放棄減肥 我瘦30公斤

瘦不是挑戰，是種生活方式！
別再幻想 30 天瘦 3 公斤，拋開所有減肥法，
開始動筆記錄，300 天自然瘦 30 公斤！

陸樂天◎著

高寶書版集團

序

你知道如何減肥，但你不知道如何變成「瘦子」。

也許是因為這本書的名字，也許是因為封面的設計，也許是因為網路上的正面評價，總之，你買下了這本書。

我也買過好幾本減肥書，只是沒有把任何一本完整看完，它們的歸宿就是被放在書架上的某個角落，以此證明我曾下過決心想要減肥。

首先我必須坦誠地告訴你：這本書不會有任何瘦身食譜，也不會有新奇的瘦身飲食法則或特別的運動方式，更沒有 2 週瘦 5 公斤的瘦身計畫。

我刻意迴避這些內容，因為我覺得你不需要它們，我相信你也已經看過太多太多類似的內容了，但結果呢？你依然有大量的減肥困擾，也依然有數不清的減了又復胖的經歷。

你瘦不下來，原因是沒有找到某個減肥食譜、某種瘦身飲食方式或運動項目嗎？當然不是！

在網路搜尋「減肥方法」，會得到三千多萬個結果。其實也不光是網路上，每個想要減肥的人，都能說出好幾種減肥方法。你當然知道如何減肥，所以我不認為你需要再花時間閱讀一本講述「減肥方法」的書了。

事實上，每個人都不缺減肥方法，人們真正缺的是對減肥的正確認知，缺的是讓減肥方法能夠真正持續下去的「心」法，缺的是讓「胖子」變成「瘦子」的「方法」。你需要的是有人告訴你如何成為一個「瘦子」，這也是我瘦身 30 公斤後，想分享的心得。

在你即將看到的內容裡，也許有很多你一時間無法認同的觀點，但我希望你能夠給我一個機會，也給自己一個機會。我並非標新立異，而是人們對減肥的誤解真的很深。

如果你也和我一樣，不想在吃喝上委屈自己，不喜歡運動（特別是有氧運動），不想再一次承受減肥失敗的摧殘，幾乎很難堅持任何事情，那麼這本書一定會讓你有所收穫。

這註定是一本「非主流」的關於減肥的書，但我希望有一天它會成為主流。

在正式開始前，我想先聊點跟減肥無關的內容，比如「捷克斯洛伐克」。

「捷克斯洛伐克」

你知道「捷克斯洛伐克」的英文單字怎麼拼寫嗎？

我在《潛意識》一書中看到過一個關於偏見的故事。故事大意是說，當一個新的資訊（觀點）來到我們思維的大門口敲門時，如果它有助於我們構造自己想看到的世界，我們就會讓它回答一個簡單的問題，隨即「放行」使其進入大腦；如果我們不喜歡這個資訊（觀點），則會要求它回答一個複雜的問題——比如拼寫「捷克斯洛伐克」的英文單字 Czechoslovakia。

舉個例子，如果你認為減肥就是堅持少吃、多運動，那麼當你看到圍繞「熱量赤字」講解減肥方法或飲食指導的文章時，你就會很輕易地給出你的認同，甚至可能主動為它打開思維的大門。

而當你看到我表達減肥應該允許自己吃、不要計算卡路里之類的觀點時，你可能會抱著懷疑的態度要我拼寫「捷克斯洛伐克」，甚至把這些觀點（資訊）拒之門外。

人做判斷的時候會有兩種模式：

1. 「科學家模式」，即先找到證據再下結論。

2. 「律師模式」，即先有（預設）結論再去找證據。

很顯然，我們大部分人看待事物的方式都是「律師模式」。

我們比較喜歡看到可以印證自己本身觀念的東西，而不愛看那些不符合我們固有認知的東西。

這種現象叫作「確認偏誤」，也就是人們會傾向於尋找能支持自己觀點的證據，對支持自己觀點的資訊會更加關注，或者把已有的資訊往能支持自己觀點的方向解釋。

簡單說就是，我們一旦相信一套理念，就會對此越來越深信不疑，並試圖用這套理念判斷和解釋其他事物。

幾年前，我剛瘦下來那陣子，我媽說她有個很胖的朋友最近又胖了，出於健康考慮，她想叫她的朋友趕快減肥。於是我媽勸她：「你看我兒子，那麼懶的人，都能從 100 公斤瘦下來！」

我呵呵一笑，我媽接著和我說：「我說她就是不夠有毅力，對自己不夠狠！管不住嘴！堅持不了！」

我說：「並不是這樣的，減肥不需要毅力，你兒子我就沒毅力，又很懶，還不是照樣瘦下來了？」

我媽說：「減肥就是要有毅力！沒有毅力怎麼堅持？！」

我說：「可是我真的沒有堅持啊。」

我媽說：「不對！減肥就是要有毅力！堅持到底就能勝利！」

我說：「真的不是你想的那樣，過度堅持反而不利於減肥，不然所有人都能瘦下來了。」

我媽堅持爭辯：「減肥就是要有毅力！減肥失敗就表示不夠有毅力！」

當我意識到這段對話毫無意義之後，我轉移了話題。

問答網站「知乎」上有個問題是：「你認為人類最大的缺點是什麼？」我的回答是：「我們透過不斷學習和經歷，隨著年齡增長，逐步形成了較為完整的三觀體系。思維的深度在此過程中不斷得到提升，但是思維的廣度卻很難進一步拓展，具體表現為，越來越難客觀地看待、評價、理解、思考與自身固有三觀不符的事情。」

農場主人假說

長輩往往比我們有著更豐富的人生經驗，但這些經驗也許會阻礙他們客觀地看待新的觀點及事物。

在摸索、學習、探究這個世界時，我們會經常展開思考，透過接觸夠多現象，收集夠多證據，試著得出推論，然後進一步求證。而在度過「學習期」後，由於累積了夠多經驗，掌握了夠多規律，我們更喜歡透過經驗來判斷和理解新的事物。

人類經過千百年的進化，大腦形成並保留了透過經驗代替思考的運作機制，那它必然是合理的。大多數時候，用經驗代替思考沒有什麼問題。因為我們沒有那麼多精力對每件事情展開深入思考，而且日常生活中的確沒有那麼多事情值得我們展開思考。

經驗可以防止我們犯同樣的錯誤，人們對一件事情的直覺判斷，往往也來源自過往的經驗。但我們必須認識到，經驗比較適合應對日常的瑣事。

當面對新的事物或觀點時，繼續使用經驗代替思考，便很容易得到與固有三觀相同的結論，最終我們的視角會越來越窄。根本問題在於，過往的經驗未必可靠，我們不可能對每件事情的看法都是客觀正確的，而且也不是每件事情都有絕對意義的對和錯。

《三體》[1]裡講過一個「農場主人假說」。

一個農場裡有一群火雞，農場主人每天中午 11 點來餵食牠們。

火雞中的一名「科學家」觀察到這個規律，發現近一年都沒有例外，於是這隻火雞「科學家」認為自己發現了「火雞宇宙」中的偉大定律——每天上午 11 點，就會有食物降臨。

1 中國作家劉慈欣的長篇科幻小說，榮獲中國科幻銀河獎特別獎、星雲獎及雨果獎長篇科幻小說獎。

火雞「科學家」在感恩節的清晨向其他火雞公佈了這個定律，但這天上午 11 點並沒有食物降臨——農場主人進來把牠們都抓去殺了。

當我們自認為累積了夠多經驗，掌握了事物運行的規律後，就不再展開深入的思考——進入思維的舒適圈。久而久之，經驗（固有認知）在思維中扎根，替代了思考的過程，逐步掌管越來越多的「判斷權」。

而一旦展開深入思考，意味著我們要走出舒適圈（不遵從經驗的判斷），最終很可能會得到不同的結論，過往的認知也可能會因此受到衝擊，甚至被推翻。這樣的過程會讓我們感到不舒服，畢竟，誰都不願意輕易認錯，誰也不想天天被刷新三觀。

接觸、思考、理解一個新事物的過程必然不會那麼輕鬆，所以，我們更願意待在自己思維的舒適圈裡。

經驗不足也許是我們年輕人相對於長輩的缺點，但如上文所說，這未必是一件壞事。經驗不足的時候，我們才會抱著學習的心態，從舒適圈走出來，多嘗試和思考新的事物。

年輕人的另一個優勢在於資訊的獲取能力。比如，長輩剛學會用谷歌沒多少年，年輕人已經知道知乎和泛科學；長輩剛裝好新聞 App，年輕人已經在臉書上第一時間看到了某個大新聞。

人的年紀越長，獲取資訊的管道越少，獲取資訊的能力也會不斷下降，所以對新的事物會更加依賴經驗的判斷，也就很難對新事物展開深入的思考，從而得到與固有認知不同的結論。

我們學習過程中累積的經驗，本身是為了提高認知水準，讓我們站在更高的層次上觀察和理解這個世界，而不是讓我們順著同樣的思路，在舒適圈中一次次印證固有的觀念。

跳出思維的舒適圈進行思考，並不意味著要全盤推翻固有認知，而是對新的觀點盡可能減少偏見。

這當然不會是件輕鬆的事情，但如果只在同樣的認知體系下看待事物，我們就和已經置入程式的機器人沒有什麼區別了。人工智慧越強大，程式化的思維和技能越廉價。只有主動學習和思考，不斷自我修正和進步，才能發現和創造更多有價值的東西 。

「我當初就是這樣帶孩子的」

生活中大多數觀點的碰撞，都源自兩方觀點不同，或者說一方的看法有違另一方固有的認知。當一個與自身觀點不符的資訊出現時，討論的過程往往是按如下順序進行的：

1. 表達清楚自己的看法。

2. 重複第一步，確保對方聽懂了自己的看法。

3. 把對方的觀點代入自己的邏輯，反證對方的觀點有誤。

這種討論模式最終的結果無疑是「雙輸」的，但凡有一方是為了「贏」，另一方就被迫代入一場辯論之中，雙方都沒有機會展開進一步的思考，自然也就很難得到事實或共識。比起輸贏，在思考或討論過程中讓自己走出舒適圈，最終得以更客觀、更全面地認知一件事，才是更有價值的事情。

生活中，最常發生觀點碰撞的主題也許就是育兒問題了——跟減肥一樣，這是一個人人講起來都能講得頭頭是道的話題。

比如很多長輩認為，新生兒超過一定月齡就必須斷母乳，幾個月之後的母乳就沒有營養了。而現在的新晉父母們獲取資訊的能力更強，管道也更多，他們可以透過專業的文章瞭解到母乳並不會沒有營養，配方奶也未必比母乳更好。

世界衛生組織的建議是純母乳餵養直到 6 個月，添加輔食後繼續母乳餵養至 2 歲甚至更久。母乳到底有沒有營養，以及應該何時斷奶等問題，其實是很容易查證的一件事。

我有個朋友，堅持母乳餵養，但長輩覺得孩子身高增長比較慢就是因為母乳「沒有營養」，溝通無果，她為了「自證清白」，只好把母乳送去實驗室檢驗「營養程度」，但結果依然沒有改變長輩對母乳的成見。你看，有時候即使拼出一個「捷克斯洛伐克」，也很難動搖固有認知。

當你試圖與長輩解釋時，他們並不會因為專業文獻和資料、理論而改變自己的看法。很多育兒問題的討論都會以「我當初就是這樣帶孩子的」結束。長輩看待事物的方式，更依賴自己固有的認知和經驗。

問題在於，「我當初就是這樣帶孩子的」這樣的論據，只能證明在過去特定時間裡特定養育方式沒有出現問題，但無法說明這樣的養育方式更好、更科學，更無法確保這樣的養育方式是絕對安全的。就像前面講的「農場主人假說」，我們的經驗也許僅僅是一種巧合和運氣，而並非客觀事實。

如果是新手爸媽討論母乳餵養的問題，當一方提出不同的看法時，另一方更多時候會選擇自行查證，而不是馬上展開駁斥。當然，在其他方面的討論中，也不是總會像討論育兒問題一樣理性。在很多事情上，我們依然會進行一場「雙輸」的無意義爭辯。

區別在於，在育兒問題上，新手父母並不認為自己有夠多的經驗，同時他們又想盡可能地把每件事情都做到完美，所以更容易脫離思維的舒適圈，進行辯證的思考。

如果把減肥次數（經驗）和兒女數量類比一下，很多朋友在減肥上已經是「子孫滿堂」的祖宗輩了。我們自認為已經有了足夠的經驗和理論庫存，哪怕它們過去並沒有真正讓減肥成功過。我們也會把自己當作一個輕車熟路的「二寶爸媽」，這意味著在減肥問題上，需要拼寫「捷克斯洛伐克」的資訊就越來越多了。

也許，最終我們都會說出那句——「我當初就是這樣帶孩子的」，但如果過往的經驗至今沒能讓你瘦下來，不妨找回「新手爸媽」的狀態，重新思考一下減肥相關的事情。

別讓任何人代替你思考

曾經收到過一個留言，我覺得講得很好。

樂天，我覺得減不下來就是因為懶和膽小吧。「懶」就是總在尋找最簡單、最快速的方法，卻不想耐心地一點一點改變，認真去思考怎樣成為一個瘦子；「膽小」就是害怕面對真實的自己，不敢承認自己的現狀，一味逃避和埋怨。

我想到有個知乎網友透過付費提問找到我，說自己非常胖，他想付費讓我指導他減肥，求我「救救他」。

我把自己過去的文章目錄傳給他，拒絕了一對一的付費「指導」。不是我冷血，也不是我跟錢過不去，而是我認為，我寫的文章已經覆蓋了減肥中大部分的問題，也寫了詳細的方法。俗話說「天助自助者」，若真的想改變，完全可以去閱讀我公開的免費文章。

隨後他問我是否有通訊軟體群組，想跟大家一起交流，我也拒絕了。因為他期待的「交流」，是有人能給他一個簡單明瞭的指示，而我認為這樣的內容對當下的他來說並不會有太多幫助。

這位朋友在減肥上最大的阻礙，是懶——不是懶得動（他之前運動過量導致拉傷），而是懶得思考，他總是希望用現成的方法或他人總結的經驗，代替自己思考的過程。

我收到過很多留言和評論，有的朋友在看過我的文章後覺得「醍醐灌頂」，也有的朋友則認為「囉唆至極」。在如今的速食時代，人們習慣了簡單粗暴的總結。各種廣為人知的減肥方法，要嘛是指導內容非常簡單，要嘛是讓你覺得特別快見效。

比如：少吃多運動——不需要任何說明，堅持到底即可；低碳飲食——只需要掌握特定飲食法則即可；21 天減肥法——相對較為複雜，但 21 天就能瘦。

這些方法之所以流行，很重要的原因是——人們太懶了，懶得思考，懶得走出舒適圈，而代價就是，要付出額外的毅力和精力不斷試錯。

我更希望我的文字可以引導你去思考，從而得出符合你自身情況的、對你有實際指導意義的東西。人人皆知「管住嘴邁開腿」，可如果這幾個字真有用，你又何必買一本減肥書呢？

這本書裡會講到詳細的瘦身方法，但我把這部分內容安排到了最後，我當然沒辦法阻止你現在就翻到後面的章節開始執行，但我真心希望你按順序閱讀。**對你而言，重新認識減肥，比重新開始減肥更加重要，也更加迫切。**

在接下來的章節裡，你一定會看到一時間無法接受的內容。先別急著皺眉頭，試想一下自己的判斷依據是源自經驗和固有認知，還是源自客觀事實或證據。試著跳出由經驗和固有認知掌控的舒適圈，思考一下再得出結論。

以上就是在你正式閱讀這本書之前，我想說的一些話。現在，我已經準備好向你拼出「捷克斯洛伐克」了，準備接招吧。

目錄
Contents

目錄
Contents

Chapter 1

你被騙了

本章的標題叫「你被騙了」，希望你記住這個標題，
讓它時刻提醒你：要跳出固定思維。

1 ▸ 你為什麼沒瘦下來

好吧，我們必須面對的現實是，想減肥的人數以億計，真正瘦下來的人少之又少。

如果一件事只有極少數人才能做到，它也許有著很高的門檻，或者必須經歷長期的努力，也可能需要特定的天賦甚至運氣，比如成為頂級球星、加入門薩俱樂部[2]，或者中獎彩券。

你當然為減肥努力過，付出了大量的時間和汗水，但依然無法成功。那麼，是因為你還不夠努力？不夠有天賦？或者運氣不夠好？通通不是！**減肥沒有任何門檻，不需要天賦和運氣。至於「努力」，每個人（包括至今沒能瘦下來的你）的行動力和意志力，對於完成減肥這件事來說，絕對綽綽有餘。**

你也許會對上面這段話有異議，因為你對減肥的固有認知讓你覺得減肥的模式必須是咬牙堅持，而屢次減肥失敗的經歷也印證了你的確是因為無法堅持才瘦不下來的——嘿，還記得前面提過的農場主人假說嗎？

話說回來，這些認知並非完全源自你自己對減肥的思考，它們更多來自做減肥生意的人，或是減肥成功的人。

做減肥產品的商人總是試圖讓你看到各種新奇的減肥方式，比

---

2 全球規模最大、歷史最長的高智商同好組織。由律師羅蘭·貝里爾、律師兼科學家蘭斯洛特·威爾於 1946 年在英國牛津成立。

如代餐、減肥藥、運動器材，等等。他們鼓吹自己的產品可以讓你快速、輕鬆地瘦下來，於是你為此花錢了。當瘦身效果不理想的時候，他們會說，你要堅持，再多買些代餐、減肥藥……總之，他們的減肥產品沒有問題，是你沒有遵照「方法」用，沒有堅持用下去。

健身房的教練也許更加專業一些，在你初次走進健身房的時候，他會讓你完成一次身體測量，透過儀器告訴你，你的體內脂肪含量是多少，理想體重是多少，然後幫你制訂一個減肥計畫，有些教練還會承諾讓你在一兩個月內瘦下來。

接下來就是辦卡、買課、堅持來健身房運動。熱心的健身教練也會幫你制訂飲食方案，跟你保持聯繫，甚至讓你把一日三餐傳給他「審閱」。在高強度的「督促」之下，你覺得很累——去健身房運動很累，吃那些減脂餐很累，所以偶爾會「欺騙」一下健身教練。

最後沒能達到瘦身目標，肯定不能怪罪到健身教練頭上，而是你自己沒有遵照「方法」，沒有堅持來健身房運動。

不論是做減肥產品的商家，還是健身教練，都屬於減肥的「利益相關者」，他們未必真的胖過，也未必減過肥，他們關注的是利益，他們並不在乎你是否能瘦下來。

相對而言，網路上那些減肥成功的人所分享的減肥心得會更有用一點，畢竟他們真的有過減肥的經歷。於是你照著他們的食譜、運動計畫去做，期望收穫一樣的效果，幻想著有一天也去分享這些減肥心得，也能發一張減肥前後的對比照。

如果最後沒能像他們一樣瘦下來，又會是誰的問題呢？是的，依然是你的問題，是你沒有遵照「方法」，沒能堅持到底。

我們周圍關於減肥的一切聲音，都在告訴你：減肥失敗，是你沒能堅持，是你自己的問題。**事實上，減肥從來就不是一件「只有極少數人才能做到」的事情，但最終確實是只有少部分人瘦下來了，是因為絕大多數人選擇了一個註定只有少數人能夠做到的方法。**

其實，我們都被「騙」了。

2 ▸「瘦身成功」俱樂部

有一個段子，講的是有幾位名人常年抽菸喝酒，最後活到八、九十歲，比普通人都長壽。而另外幾位滴酒不沾的名人，卻英年早逝。開開玩笑可以，你肯定不會認為抽菸喝酒是長壽的祕訣吧？

首先，這個段子裡列舉的樣本數量太少了，不能證明任何事情，我相信一定也有英年早逝的菸酒不離手的名人。最重要的是，段子裡提到的都是備受關注的名人，那些成千上萬個因為菸酒導致健康受損的人的故事，在資訊的發佈、傳播、接收過程會被有意無意地忽略掉，造成了一種「倖存者偏差」。

就像我們一直堅信減肥等於堅持少吃多運動一樣，有沒有可能，你只是在各種社交媒體上看到那些堅持拚命到底成為「人生贏家」的減肥故事，卻沒看到千萬個屢次減肥失敗，甚至誤入歧途的經歷？

畢竟沒人樂意分享自己減肥失敗的經歷，這會讓別人覺得自己很「失敗」，而觀眾對這類故事也沒太多興趣。人們都想看到那些逆襲的經歷，享受前後對比照片帶來的感官刺激。

主流的減肥方法，都是由那些堅持少吃多運動瘦下來的人寫的。張三瘦了 25 公斤，方法是每天只吃瘦身餐；李四瘦了 15 公斤，方法是每天堅持跑步。於是你也開始按照他們的食譜吃飯，每天堅持跑步，期待自己也可以瘦個 2、30 公斤。可你總是沒辦法堅持，於是一次次減肥失敗。

你也想成為「瘦身成功」俱樂部中的一員。然而，在你決定走進這家俱樂部的時候，觀眾和演員的角色就已經註定了——**能夠「堅持到底」的人早就瘦下來了**。他們告訴你，自己是花了多少精力、付出了多少心血才得以站上這個舞臺，以及瘦下來之後感覺有多麼美妙。

你遵從他們的指導，試圖複製那些成功的經歷，爭取也早日站上舞臺。結果卻是，一次次嘗試，一次次失敗，如此反覆。最後只能一遍遍告訴自己「是我意志力不夠」，一遍遍用自己的例子證明，減肥成功的確只有少數人才能做到。然後更加羨慕那些已經瘦下來的人，稱其為「人生贏家」。於是，這些「規則制訂者」——瘦身成功的人，繼續在舞臺上發光發熱，台下的觀眾——瘦身失敗的人越來越多。

如果你註定不是能夠在這個規則下成功的人，該怎麼辦呢？沒有人試圖解答這個問題，更沒有人關心這個問題。沒有人告訴你，無法堅持下去不是你的問題。**其實，減肥無法成功，並不是你的意志力差，而是你強迫自己去玩一個其他人已經訂好規則的，註定只有少數人能夠「贏」的遊戲。**

在堅持少吃多運動的框架裡，瘦下來的人必然是少數的，我——這本書的作者，一個瘦了 30 公斤的人，也不是其中之一。我也曾經「輸了」一次又一次，直到我不再玩這個遊戲，不再在意那些規則。結果是，我瘦下來了。

我想告訴你的是，減肥成功並不是一件有門檻的事情。如果你認為它有門檻，就無形中加入了一個你註定只能當觀眾的俱樂部。

如果你的目的不是輸贏，而只是瘦下來，那麼你完全可以自己制訂遊戲規則。你不是非得成為舞臺上的人，也不是非得待在這家俱樂部。事實上，真正的「瘦子」從來不會在舞臺上，更不會加入什麼俱樂部。俱樂部之外的世界，才是真正的生活。

3 ▸ 少吃多運動，根本不是減肥方法

不論是已經瘦身成功的人，還是指導別人減肥的人，總是會說：「減肥就是能量消耗大於攝取，有熱量赤字，你就可以瘦了。」實際執行起來，無外乎那句「少吃多運動」，或者「管住嘴邁開腿」。

「能量消耗大於攝取，才能減肥。」這話沒什麼問題。「管住嘴邁開腿，才能瘦下來。」這話也沒什麼問題。問題在於，「少吃多運動」和「管住嘴邁開腿」，根本就不是一個減肥方法。

消耗＞攝取，會產生所謂的「熱量赤字」，體重也許會因此降低，但這只是理論，是一種理想狀態，並不等於你減肥的方法就是一味地降低攝取、增加消耗。

我直說了：「少吃多運動」、「管住嘴邁開腿」之類的話，如果作為減肥方法，是毫無指導意義的。

首先，就方法本身而言，它並不具體——如何少吃、少吃多少、吃些什麼，以及多做什麼運動、怎麼去運動之類的問題沒有交代，大部分人都只是拿網路上現成的「減肥攻略」，或者減肥成功的人總結的食譜或運動計畫照著做。

我們總是在複製那些減肥成功的人分享的飲食和運動計畫，減肥的決心和自信，又讓我們常常設定超出自己行動力的「少吃」和「多運動」。

為了減肥，今天要去運動、必須少吃多少卡。然而，你今天想去運動嗎？你可以承受少吃的量嗎？

我們只關注吃什麼東西容易瘦、做什麼運動效果好，卻從未關注自己的感受，只想著堅持到底，盡快熬過這個階段，讓體重降低，卻不曾問過自己：

我是否真的想做（不排斥）這些？

我能否做到「方法」中要求的吃喝狀態？

我能否長期持續這些飲食和運動計畫？

最重要的是，**關於如何持續地「少吃多運動」，這五個字並沒有給出答案，所有人給出的解決方案就只是「堅持」**。於是，有人成功了，有人失敗了，成功的人被眾人歌頌毅力頑強，失敗的人暗自認為毅力低人一等——反正，理論是正確的，做不到就只能是自己的原因。

事實上，理論能否作用於實際，實際能否影響你的生活和行為，是另一個層面的事情。就像「吸菸有害健康」這六個字，即便是印在菸盒上，可能也很難讓人戒菸。

一個方法的重點應該是解決實踐過程中的問題，「少吃多運動」並不能算作一個減肥方法，至少不是你現在需要的方法。因為它沒錯，它也不會錯，所以錯的永遠只能是你，但是你已經反思得夠多了，也自責得夠多了，所以從現在開始，請記住，你沒有做錯任何事！你只是把一個正確但對你毫無幫助的理念，當成了減肥的方法。

「管住嘴邁開腿」聽起來很溜，「少吃多運動」說起來很順，但如果這些話沒能讓你瘦下來，就忘掉它們吧。你既然都買了這本書，肯定不是來看我歌頌「少吃多運動」的吧？

4 ▸「瘦子」根本不自律

為了讓你能夠盡可能長久堅持下去，減肥內容的輸出者也是絞盡腦汁想出各種概念，比如「控制不住嘴，怎麼控制人生」、「要嘛瘦，要嘛死」、「胖子沒有前途」，等等，最著名的就是那句——「自律給我自由」。

這些話口口相傳，久而久之，所有人（包括那些不用減肥的人），都會認為減肥就是要自律，就是要管住嘴邁開腿，要控制飲食、堅持運動。如果沒能堅持下來，就會被定義成「不自律」、「不懂得管理身材」的人。

你經常會看到朋友圈裡的「瘦子」朋友每天健身、跑步的打卡照片，或者跟「瘦子」朋友吃飯，他們吃個八、九分飽就停下來了，而你卻還覺得沒吃飽。相比之下，你總是無法堅持運動，總是管不住嘴，於是你覺得他們之所以是「瘦子」，是因為他們更「自律」，他們的意志力更強。

其實，真正的「瘦子」根本不自律，也不需要自律。他們定期運動，只是因為養成了運動習慣；他們吃得差不多就放下筷子，只是因為他們吃飽了——這些行為跟自律並沒有太多關係。

當然，你跟「瘦子」還是有區別的。

不得不承認，「瘦子」的身體機能和運動水準顯然會優於需要減肥的人，這意味著做相同的運動，「瘦子」往往會更加輕鬆。此外，在飲食方面，由於體重差異，你所需的食物（也就是我們感到飽足所需要的食物分量）也必然要比「瘦子」多——不是你吃得太多了，也不是你沒管住嘴，而是你的身體本來就需要那麼多。

這些區別造成的結果是，如果你要求自己像「瘦子」一樣運動，或是跟「瘦子」吃的分量一樣多，必然要克服更多阻力，自然也就需要自律，需要動用到意志力。

你用了大量意志力才得以堅持「少吃多運動」，但這並不意味著常年保持這樣生活方式的「瘦子」更加「自律」。僅僅是因為，他們做同樣的事情所需的阻力很小，小到根本不需要去刻意堅持什麼。

「瘦子」的「自律」，跟大眾理解的「自律」不是同一回事。（後面的章節會講，依靠自律，也很難讓你真的瘦下來。）在我看來，只有兩種人會把「自律給我自由」掛在嘴邊：第一種是你的自律可以為他帶來好處的人，也就是利益相關群體；第二種是真的依靠自律維持體重的人。

前者不必多談；而後者的依靠自律維持體重，是減肥唯一的途徑嗎？當然不是。

當你克服萬難，經歷過無數次失敗，終於堅持到底，到達目標體重時，自以為可以恢復正常生活了，但一旦你試圖正常飲食，停止瘋狂的運動計畫，體重機上的數字告訴你，你不能停下來，不然體重會反彈。於是，為了維持辛苦減下來的瘦身效果，你不得不保持減肥時的飲食和運動狀態，加入高喊「自律給我自由」的佇列。

「自律」給你自由了嗎？我不這麼認為。我對自由的理解是，做你想做的，不做你不想做的。吃你想吃的，不吃你不想吃的，這是自由；吃你「應該」吃的，不吃你「不能」吃的，這是要求。「自律」告訴你該不該、能不能，而自由的重點是你「想不想」，是你尊重自己的意願，不因為其他人事物委屈自己。

真正的「瘦子」都在默默地過日子。而鼓吹「自律給我自由」的人卻有意無意地把你帶入減肥的死巷子，讓你親手剝奪自己的自由，甚至改變你對自由的認識，讓你不得不「自律」。

自愛，才能給你自由。

5 ▸ 瘦身成功，不值一提

我知道，現在的你對「瘦身成功」這件事充滿了期待，也許時常幻想著自己瘦下來之後的生活。

我完全理解人們迫切想瘦的心情。我自己從小也是個「胖子」，「胖子」所遇到的困擾和尷尬，我都切身經歷過，所以我也曾拚命想瘦下來，但無一成功。直到體重一路升到近 100 公斤，我終於放棄了減肥，放棄了管住嘴和堅持運動，然後完完全全接受自己是個「胖子」，只求身體健康就好，結果是——我「莫名其妙」地瘦下來了。

我當然也會被周圍所有的人誇讚，特別是許久未見的朋友，他們都覺得我很厲害，紛紛好奇我是怎麼瘦下來的。

老實講，我不喜歡這類誇讚，也不喜歡聊這個話題，因為人們總是帶著「瘦身成功非常偉大，瘦身成功的人一定毅力很強」的預判，如果我說自己根本沒堅持，也沒控制飲食，又要為此展開更多解釋。

我並不把減肥成功當作一件特別的事情，我當然為此感到開心，但更多的是源自慶幸自己沒有因為常年的肥胖及不健康的飲食方式，引起健康方面的大問題，能從肥胖之中得以「全身而退」。

瘦下來以後，我過往超標的尿酸、血壓都恢復到正常水準，核心肌力增強，因久坐、久站引起的腰部疼痛也得到了大幅緩解，沒有什麼比這更值得開心的事了。外貌和身材的改變的確很不錯，但如果要以此交換當下健康的身體狀態，我是不願意的。

很多被減肥困擾的朋友都找我聊過，他們覺得自己現在的狀態糟糕極了，甚至討厭現在的自己。他們問我，是否可以先透過極端的方式減掉一些體重？

減肥的動機可以有千百種，但如果背離了健康，那一切都沒有意義。瘦下來也許會獲得很多誇讚，在社交媒體發自己減肥前後的對比照片，的確能滿足虛榮心，但照片只是定格的瞬間，減肥後的人生，才是接下來要過的日子。

儘管肥胖人口逐年增長，但在這個世界上「瘦子」還是占大多數。**瘦下來，成為一個「瘦子」，以一個「瘦子」的模樣生活，其**

實是一件平淡無奇的事情。你嚮往的生活，不過就是這個星球上絕大多數人的日常。

每個人都說自己受夠了肥胖，受夠了周遭人的「嫌棄」，人們認為只要瘦下來，就可以讓自己變得完美，就能改變當下糟糕的境遇。但很多事情是減肥成功也改變不了的，「胖」這件事給你帶來的困擾和煩惱，已經在你心裡留下了痕跡，不論你最終是否瘦下來，這些痕跡都會一直在；也沒有任何事情是必須瘦下來之後才能做的，「胖」不是你的阻礙，更不是你的「污點」。你可以選擇為了健康而減肥，當然也可以選擇繼續目前的生活狀態，「胖」與「瘦」，只跟你自己有關。

我不是說「瘦身成功」一無是處，我是想告訴你——不要期待瘦下來就能「逆襲」，更不要把減肥成功當作「成就」，把減肥成功的人當作「偶像」。**減肥，只是讓你的體重回歸正常範圍，讓你變得更加健康，僅此而已。它不會讓我們的生活「煥然一新」，也不會扭轉糟糕的境遇，更不會帶我們走向「人生巔峰」。**

世界那麼大，人生那麼長，值得開心的事情有很多，讓我們感到悲傷的事情也會有很多。如果一個人說自己最大的成就是減肥成功，我覺得是很可悲的。如果一個人說自己最苦惱的事情就是減肥，我覺得是他根本沒意識到自己有多幸福。

6 ▸ 你不是非得瘦下來

分享一位讀者傳來的留言。

翻看紀錄，從巔峰時候的 62 公斤到最瘦的時候 54.5 公斤，現在基本維持在 55 ～ 56 公斤，體脂率 20% 左右。

已然十分瞭解自己的身體，對目前的狀態也很滿意，於是我思考一個新問題 ── 我算「減肥」成功了嗎？什麼才是真正的成功？

我所追求的成功並非體重機上的數字，並非次元的變化或是肌肉的線條，而是心 ── 一顆放下「減肥」執念、忘記肥胖恐懼的心。

我知道，我從心底依舊不認為自己是一個「瘦子」，只要我無法把附加在「胖」這個事實上的價值標籤通通剝除，我就永遠不是一個真正的「瘦子」。

如果我一直自動地把「胖」與「醜」、「懶」、「不夠努力」、「上進心差」、「遭受嘲諷」、「自卑」等標籤連結在一起，很難說我不會在某些情況下把這些矛頭再次插向自己，直到自己鮮血淋漓。

可怕的不是胖，而是人們對胖的評價，以及個人對評價的恐懼。畢竟，胖帶來的健康隱患僅僅是風險，而評價和恐懼則實實在在且揮之不去，令人窒息。

我告訴自己，「胖子」也可以有第一眼就被人喜歡的外在，胖並不會阻礙旁人的欣賞，希望這樣可以稍稍剝離一些社會文化加諸肥胖之上的負面判斷，僅此而已。

說實話，我也不知道這樣做是否有用，雖然我的確在大街上就能看到很多很美的「胖子」。

不知道樂天哥對這個問題怎麼看，有沒有什麼建議？

如果能戰勝這個心魔，很多人可能也不會陷入「瘋狂減肥——膽戰心驚——崩潰復胖——瘋狂減肥」的封閉循環了吧。說到底，人類是一個無法不在意評價的物種，畢竟生理結構就註定了人類需要群居生活。

我認為，「胖」這件事，對人最大的傷害，源自我們認為這是一件可以輕易改變的事情。所以，一旦你不去改變，哪怕有絲毫懈怠，你就會被認為能力差、不努力、不上進。

「我怎麼能做一個不努力的人呢？」

於是，當別人說你胖的時候，你就會覺得是自己有問題，然後想盡辦法去改變自己，即便變成一個依靠藥物或極端方式維持體重的人，即便失去了正常、快樂的生活狀態，也要做一個不會被別人說「胖」的人。可如果有人嫌棄你家境貧寒，你會覺得他很失禮，而不會認為是自己沒有努力賺錢。

有段時間我很喜歡研究車，就關注了很多汽車評測，汽車車評圈裡有個車評人做獨立車評，他的車評內容很有趣。因為其中有些觀點比較尖銳，加上觸動了很多傳統車評人的利益，難免引火上身，時不時就被人罵。

這位車評人身材略胖，至於外表，客觀地說，是低於平均水準的。所以你可以想到每次筆戰，網友留言都在攻擊什麼，很多文字不堪入目。

然而在我關注他的那段時間裡，只見過他逐條反駁觀點，沒見過他理會這些東西。話說回來，只會攻擊他人身材長相的人，本來就不太具備理性思考的能力。層次不同，無須理會，這是智慧。

這位車評人，如果為了不被特定的一部分人罵，把時間和精力用來減肥、改變外貌，那麼也許大家就沒辦法看到那些優質的車評內容了；如果他認為顏值必須達到平均水準才能上鏡，那麼車評圈裡也就缺少了這樣一個獨特的存在。

每個人都有自己的閃光點，也必然有不完美之處。

拿雷達圖舉個例子，如圖 1.1 所示。

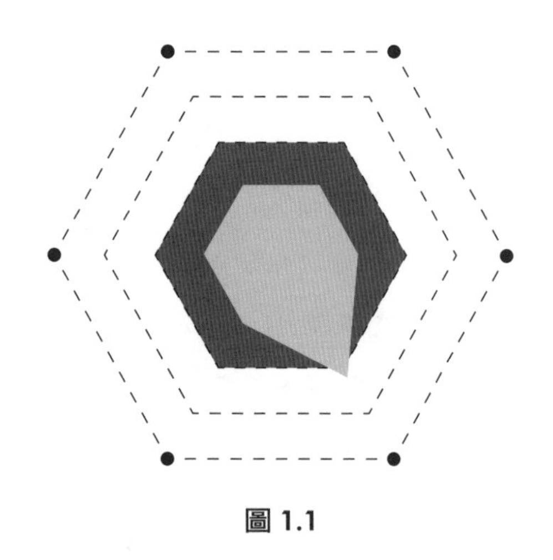

圖 1.1

雷達圖中的每個頂點代表一項能力，或者外貌、家境、健康等天生條件。

深色的部分是大眾的平均水準，假設淺色的部分代表當下你的情況，由圖可見，你多數條件和能力都在平均水準之下，只有某個點比平均水準略高。

如果你為了做個完美的人，做個不被別人輕易指指點點的人，努力提升其他方面，最終你會變成這樣，如下頁圖 1.2 所示。

你覺得自己變得完美了，但其實只是達到了平均線而已。

每個人都說自己不想平庸，結果卻花了大把時間去迎合平庸的標準，硬生生把自己變成了平庸的樣子。

其實還有另一個選擇，如下頁圖 1.3 所示。

如果你把精力用來發展你的某個特質，有一天也許你能為這個世界帶來點什麼，或者至少為自己帶來足夠精彩的生活。

至於你身上那些「低於平均水準」的特點，並不重要。社會和物種都需要多樣性，機器和工具才追求統一性。越早意識到這一點，越有利於你變成真正的自己。

有人說，不減肥就是不努力，管不住嘴就是不自律。**其實，不是所有事情都值得努力，也不是所有事情都需要動用意志力。**你本來就是獨一無二、與眾不同的存在，別浪費時間讓自己去符合多數人的標準。你來到這個世界的目的不是要變成跟大多數人相同的樣子，你是為了體驗屬於你的一生，不是嗎？

這雖然是一本減肥書，但我還是想說，你不是非得瘦下來。或者說，你不是非得瘦下來，才屬於一個完美的狀態。

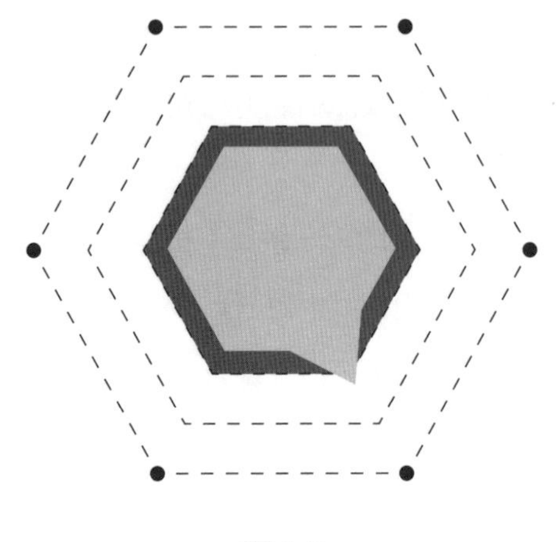

圖 1.2

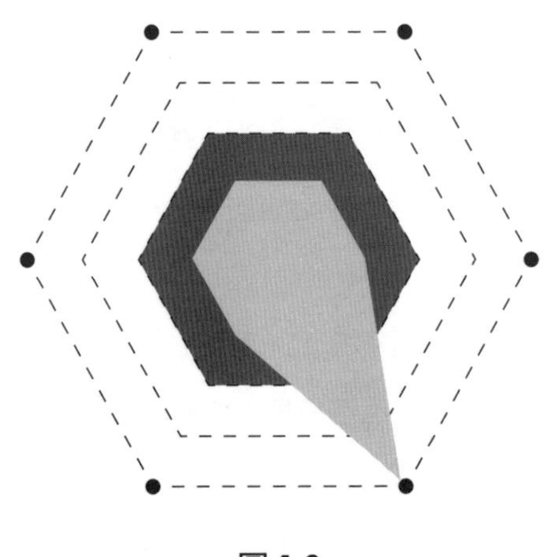

圖 1.3

Chapter 2

開啟你的最後一次減肥之旅

我知道，你已經迫不及待地想要開始新一次的減肥之旅了，

在此之前，我們要先談幾個條件。

1 ▸ 答應我四件事

我們就要開啟一段全新的減肥旅程了，我向你保證這一次會跟以往不同，而且會輕鬆很多。不過，首先我們需要完成一件不那麼輕鬆的事情——走上體重機，記下現在的體重，並填在下面。

我現在的體重是：______________________________

再來找一把軟尺，量一下你的腰圍。你可以想盡一切辦法「作弊」，比如縮小腹、憋氣，等等。總之，用軟尺在不勒緊肚子的前提下，經過肚臍，量出一個腰圍的最小值，填在下面。

我現在的最小腰圍是：______________________________

接下來就輕鬆很多了，一定要把下面的內容寫下來，這對本書後面的章節至關重要。

今天的日期是：______________________________

我的減重目標是：______________________________

我計畫用幾天瘦下來：______________________________

我每日的運動計畫是：______________________________

我運動的目的是：______________________________

現在，我們就要正式開始減肥了。我會一直陪你走完這一次（也是最後一次）減肥旅程，但首先你要答應我三件事。

第一，停止一切運動計畫。

我不是說你可以躺著瘦下來，我的意思是你還沒有到該運動的時候，在你找到一個合適的策略之前，不如先節省一下有限的體力，你很快就會閱讀到相關的章節，所以不急於這一兩天，先把運動停掉吧。

第二，停止一切飲食計畫，停止計算卡路里，吃任何你想吃的東西。

與上一條一樣，我們會在後面的章節講到其中的原因。如果你需要一點信心和勇氣的話……好吧，我自己不管在減肥前、減肥中，還是減肥後，從來都是吃我想吃的。**其實這本來就是一個自然、正常的生活狀態，這也是使用這個減肥方法的前提。**

第三，不做任何需要堅持的事情。

一路走到這裡，直到買了這本書，我知道你肯定不是第一次減肥了。過去你已經堅持過太多次了，你已經夠辛苦了，所以這一次，你不用做任何需要堅持的事情，或者說你唯一需要堅持的事情，就是看完這本書。

你也許會覺得「這簡直就是在讓我停止減肥」，這樣理解也沒什麼問題，如果你認為減肥必須是不那麼輕鬆的，或者說是充滿挑戰的，那麼就試著做到上面這三點吧。其實這做起來並沒有看起來那麼輕鬆，在過程中你需要時刻對抗腦海裡那些固有的減肥觀念，比如此時此刻你也許就在糾結：「下頓飯到底能不能吃我想吃的？」、「今天真的不用運動嗎？」……

除此之外，你還要答應我一件事：**每天閱讀這本書裡的一句話。**

意思就是按順序閱讀本書中的一句話，到句號為止，就算完成了，比如上面這句話看完，就算完成了今日的閱讀目標。

你可以在手機上設置一個每日定時提醒，提醒的內容可以叫「看樂天的書」，把時間設定在一個你絕對空閒的時間，比如清晨起床後、晚上睡覺前或者午休期間。完成了當日的閱讀，你還需要把當日的完成情況記錄下來，記錄的格式可以是這樣：

日期：2021 年 2 月 16 日

閱讀：✓

第一行寫下日期，第二行寫下「閱讀」（或者其他你看得懂的英文字母標記），完成後在後面打勾即可。

我強烈建議使用實體的筆記本，白紙黑字地記錄（在本書的最後，我們也會講到記錄減肥法，所以從現在開始就用筆記本記錄吧，當作提前熱身）。

我知道，你心裡肯定在想——就這樣？

是的，就這樣，每天只需要看這本書的一句話就可以了。當然，你可以閱讀更多，看兩句話、一段話、一整頁、一整章，甚至一口氣看半本書都可以，但你一旦完成了一句話的閱讀，之後的都算超額完成了。

如果超額完成，可以在「閱讀」兩個字旁邊畫一個星形，如果你願意，還可以寫下超額完成的內容，甚至閱讀的心得感悟，比如這樣：

2021 年 2 月 16 日

閱讀：☆

今天看了一個章節哦！

記住，停止你的運動和飲食計畫，正常、自然地去生活。如果你想知道原因，以及接下來該怎麼做，那麼就繼續往下閱讀吧。從你完成了今天的閱讀開始，你的最後一次減肥之旅就正式啟程了。

接下來，我們先聊一下關於體重的問題。

2 ▸ 重新認識你的減肥過程

如果畫一張圖表，展現你期望中的未來 6 個月的體重變化，我想大部分人畫出來的圖表是這樣的，如圖 2.1 所示。

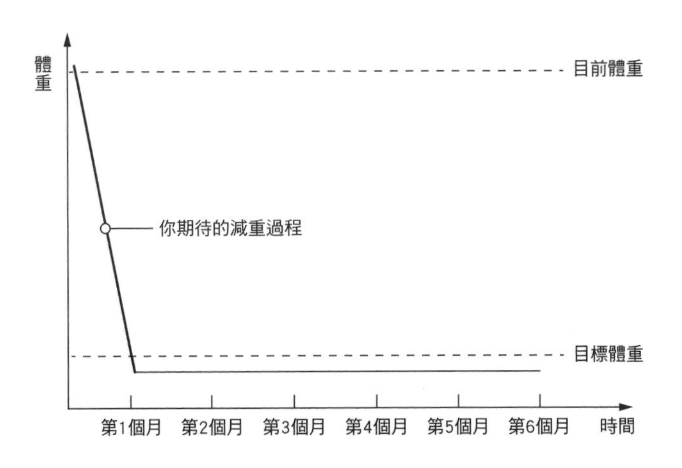

圖 2.1

曾經有一個調查報告表示，有 55%的人，希望每個月瘦 5 公斤甚至 10 公斤以上。很多減肥的朋友們也曾經嘗試過這樣的瘦身速度，但最終結果很可能是這樣的，如圖 2.2 所示，快速減到目標體重之後極有可能迎來反彈。

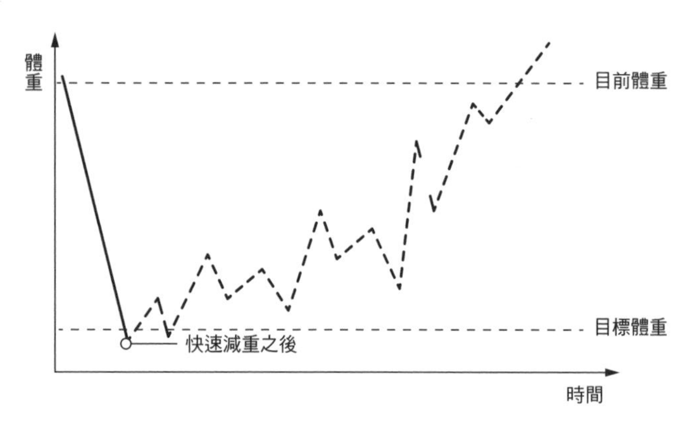

圖 2.2

事實上，健康減重的過程，放在一個較長的週期來看，應該是這樣的，如圖 2.3 所示。

如圖可見，體重的下降會經歷三個階段。

第一階段：蓄力期

不管你用什麼方式減肥，剛開始的一段時間體重沒有變化或者下降速度很慢，是完全正常的。（我自己在減肥初期，前半個月的體重也沒有一絲下降的跡象。）

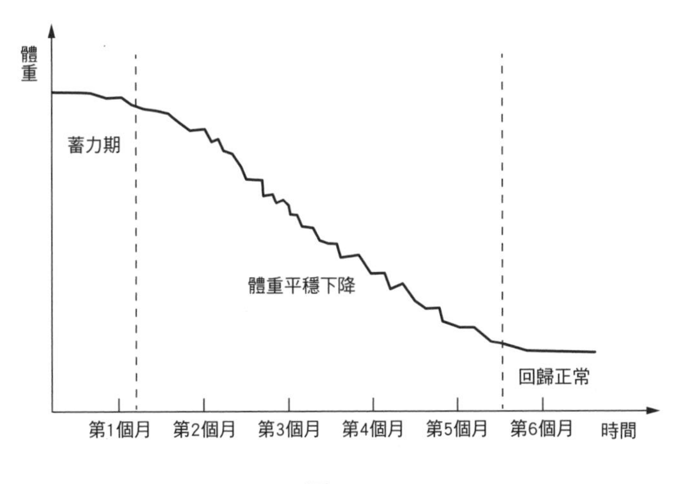

圖 2.3

你可以想像一個天秤，一端是你需要減掉的體重，另一端是你減肥的進度，只有當進度到達並超過某個點的時候，天秤才會開始往另一端傾斜。

特別需要注意的是，體重在初期沒有變化，不是你吃得太多或者運動量不夠，更不是你哪裡沒做好，**僅僅是減肥的進度暫時還沒到能看到體重變化的時間點而已。**

如果你正從節食、暴食中恢復，那所需的時間就更久了，你甚至都還沒進入蓄力期，因為你現在還沒有開始減肥呢——從恢復正常生活和飲食到開始減肥，是兩個階段，一步一步來。

第二階段：平穩下降期

體重下降的第二個階段是平穩下降期，真正的平臺期應該出現在這個階段。

如圖 2.4 所示，以一個月的時間為例，在大多數人的印象中，體重下降的過程大概是圖中實線表現的情況，所以如果出現虛線的走勢，我們就會認為是進入平臺期了。而如果一個月只減 1、2 公斤或者更慢，我們就更加緊張了。

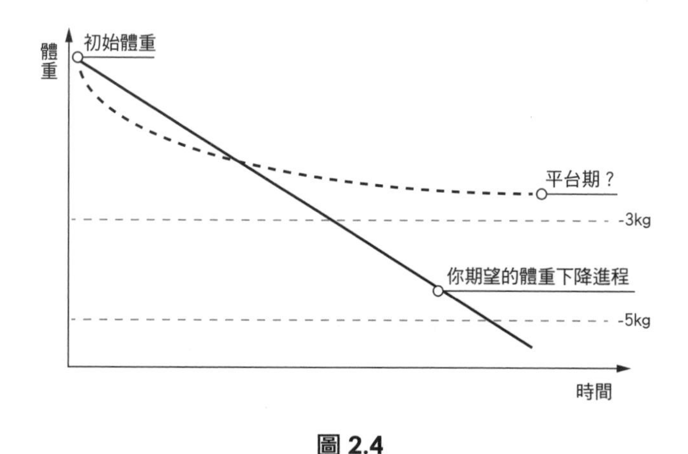

圖 2.4

事實上，在體重存在較大下降空間的前提下，每個月健康減重的速度不過就是 2 ～ 3 公斤，算下來每天減不到 100 克。再考慮到電子秤的誤差以及精準度，我們真的沒必要期待第二天醒來就一定會瘦多少公斤。（你可以由此計算一下自己距離目標體重需要幾個月。）

其實，在體重的平穩下降期，整體的下降過程基本會是這樣的，如圖 2.5 所示，在你監測體重的過程中，一定會遇到體重增加或者連續幾天沒有變化的情況。

曾經有朋友傳來他的體重紀錄曲線，大致就像下面這張圖，他問我：「二十幾天，減了 1 公斤，可怎麼感覺在反彈啊？」

減肥是一個長期的過程，所以評價體重，要看趨勢。

事實上，在一個較長週期的體重紀錄中，截取某段資料，總會找到體重「反彈」的時候，也一定會找到體重沒有變化的區間。而當我們拉長範圍，短期的波動、上升、不變，最終都會變得平滑。

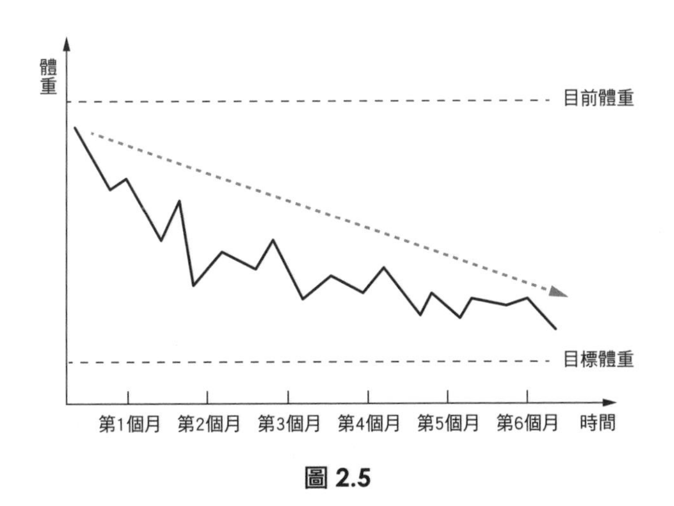

圖 2.5

如果把減重的過程比作對身體健康的長線投資，那麼評價操作模式和收益，至少也要累積幾個月的資料樣本。所以，當你為了三兩天體重的波動而煩惱的時候，不妨想想這幾天的體重，放在 6 個月甚至更長時間的圖表上，是否有那麼重要。就像炒股一樣，沒必要拿一兩個小時的浮動盈虧評價得失，更沒必要因為短期的波動亂了陣腳，影響心態和操作邏輯。由胖變瘦的過程，並不是每天都伴隨著體重下降的，總會有不符合預期的體重數值出現，但只要整體趨勢是對的就可以了。

更何況，就像影響股市的因素有太多，影響體重的因素也有千百種。當體重波動時，我們常常會認為是自己吃喝及運動的安排出了問題，反思、懊惱、懺悔、下決心的戲碼上演了不知道多少次……有意思的是，這一切的困擾，往往只是因為肚子裡的一坨便便。

我們秤出來的體重只是一個數字，問題在於，腸胃裡永遠會有食物，再考慮到身體內外部各方面因素，**我們不可能真正得到一個沒有誤差的體重。**

想要減少誤差，請盡量在同等條件下測量體重，並長期觀測。你可以盡量選擇早晨起床後、如廁後、進食前的這段時間量體重，此時的體重通常是一天之中最輕的，而且受到客觀條件影響也比較小。

胖瘦不僅僅是體重的增減，體重只是評價胖瘦的方法之一。體重增加個一、兩公斤，你未必真的變胖了，同樣，使用不當的減肥方式帶來的體重下降，未必就真的意味著你變瘦了。順帶一說，如果你總是飯後去量體重，然後說自己變胖了多少公斤，那真的是吃飽撐著。

第三階段：回歸正常

減肥期間，我們從不合理、不健康的體重水準，回歸到正常範圍，最終總會趨於穩定。

我知道很多朋友設定了 15 公斤、25 公斤、35 公斤之類的減重目標，又或者下定決心要減 5 公斤、10 公斤、15 公斤……其實，在健康減重（不犧牲健康正常的生活方式）的前提下，我們是無法確保自己一定能減到目標體重的。

目標體重只是一個看起來舒服的整數，而人的體重，在成長期過後，本來就會被身體盡可能地維持在一個穩定的狀態，它不會一直處於上升或者下降的趨勢中，就像心率和血壓一樣，也就是說，**你最終的體重不是你能決定的。**

很多朋友在減肥末期，看到體重不再降低，或者降低得非常緩慢，就會認為自己進入平臺期了，然後想盡辦法進一步少吃多運動。而所謂的「平臺期」並不是一種異常，反倒是一種正常情況。體重的增減往往都是身體因為各種原因，打破原有平衡的調節、控制結果，而且最終也總會創造新的平衡。重點在於，目前的數值是否符合你的預期。

3 ▸ 如何設定目標體重

很多女生都想減到 50 公斤，網路上也經常流傳著類似「美女不破 5 字頭」的言論，可是 53 公斤就不夠好嗎？體重無法進一步下降，難道就必須節食加上大量的運動嗎？

此外，很多身高 170 公分甚至接近 180 公分的女生，也在為了讓自己的體重降到 50 公斤以下而努力。事實上，脫離身高談體重是不合理的，評價一個人的體重是否正常健康、是否應該減重，以及體重是否有下降空間，可以參考身高體重指數（BMI）。

BMI 的計算公式是：體重 ÷ 身高^2，單位分別是公斤和公尺。你可以直接去網路上搜尋計算器，輸入身高、體重就可以得到結果了。對應的參考標準如表 2.1 所示。

表 2.1　BMI 參考標準

衛生福利部國民健康署參考標準	
偏瘦	BMI ＜ 18.5
正常	18.5 ≤ BMI ＜ 24
過重	24 ≤ BMI ＜ 27
肥胖	BMI ≥ 27

我知道你肯定第一時間算出了自己的 BMI，然後對照上面的標準開始評價自己的身材。需要注意的是，身高體重指數是一個統計學概念，最初只是用於評價營養狀況，後來才被用來判斷胖瘦程度。

因為 BMI 考慮身高和體重，對比單獨評價體重而言，結合身高會更加客觀，但它無法反應體內的脂肪情況，這意味著即便是同樣 BMI 或者同樣身高、體重的人，身材和胖瘦程度也未必是相同的。

網路上經常能看到根據不同身高制訂的「標準體重」，其實根本不存在什麼標準體重，**正常健康的體重從來都是一個範圍，而不是某個定值**，為了達到特定的體重數值，透過不健康的方式降低體重，是捨本逐末。

你可以透過計算 BMI，來判斷自己的體重大概處於什麼範圍，然後結合表 2.2 判斷自己現在的瘦身目標，以及大致的目標體重即可。

表 2.2　判斷自己的瘦身目標

<table>
<tr><th>類型</th><th>BMI 範圍</th><th>現階段瘦身目標</th><th>健康減重速度</th></tr>
<tr><td>偏瘦</td><td>BMI ≤ 18.5</td><td>無須減重，可追求更好身材</td><td>無須減重</td></tr>
<tr><td rowspan="5">正常範圍</td><td>18.5 ≤ BMI ≤ 21</td><td>無須減重，可追求更好身材</td><td>無須減重，可適當減脂</td></tr>
<tr><td>男 21 ＜ BMI ≤ 23</td><td rowspan="2">可追求更好身材</td><td rowspan="2">無須追求體重下降，重點應放在身材和腰圍</td></tr>
<tr><td>女 21 ＜ BMI ≤ 22</td></tr>
<tr><td>男 23 ＜ BMI ＜ 24</td><td rowspan="2">體重正常，僅需要優化身材</td><td rowspan="2">減重空間較小且速度較慢，無須過於關注減重速度</td></tr>
<tr><td>女 22 ＜ BMI ＜ 24</td></tr>
<tr><td rowspan="2">考慮減重</td><td>24 ≤ BMI ＜ 27</td><td>第一目標：
BMI ≤ 26
第二目標：
BMI ≤ 25
第三目標：
BMI=24</td><td>進入平穩下降期後，每月減 1～2.5 公斤為宜</td></tr>
<tr><td>BMI ≥ 27</td><td>瘦身目標：
BMI=27</td><td>進入平穩下降期後，每月減 1.5%～3.5%體重</td></tr>
</table>

我並不建議你以具體的體重數值作為瘦身目標，如上文所說，我們無法確保自己一定可以減到心中的理想體重，此外，減重也不是減肥的全部。

我從近 100 公斤開始減肥，並沒有刻意給自己設定過什麼目標。一方面原因是在初期我並不認為自己能真的瘦下來，另一方面是我不想給自己太多壓力，也不太喜歡「為了目標奮鬥」的狀態。

更多時候，我是看到體重有所下降，且接近某個整數，才由此設置一個很容易達到的目標，好讓自己在達到相應體重的時候開心一下。在我看來，目標唯一存在的意義就是在完成之後讓我們感到開心愉悅。也就是說，能夠完成的才叫目標，或者說才叫一個好的目標。為自己設置一個難以完成的目標，並不會給你帶來動力，更無法激發什麼潛能，大多數時候，只是自尋煩惱。

你的瘦身目標只是讓身體回歸健康的狀態，然後真正地成為一個「瘦子」，整件事情跟體重的關聯並沒有你想像的那麼大。

4 ▸ 這本書不會讓你練出腹肌

減肚子確實是很多人減肥的動機、初衷和目標——「我只要肚子小一點就好了，體重差不多就行」，相信你也說過這樣的話。我的肚子一直都很大，從小就很大，我試過各種腹部訓練，結果就是腹肌是腹肌，肥肉是肥肉。

為什麼做再多平板支撐、仰臥起坐、腹肌撕裂者也減不了肚子？

因為這些動作本質上都是作用於肌肉本身的力量訓練，而肌肉是肌肉，脂肪是脂肪，兩者無法相互轉換。換言之，力量訓練只能增強你的肌肉力量，一定程度上改變肌肉輪廓，但並不能直接讓你的肚子變小。

各種手臂、大腿、臀部的針對性訓練也是一樣，並不能「練哪裡、瘦哪裡」，不存在局部瘦身的方法。

肌肉是肌肉，脂肪是脂肪。肚子大，因為腹腔內沒有骨骼，空間相對富裕一些，原本就適合囤積脂肪（大腿、臀部也一樣）。大量的腹部力量訓練只能讓相應的肌肉得到增強，讓你腹部用力的時候會摸起來硬硬的，但無法直接消除、轉化腹部脂肪，自然也不會看到八塊腹肌，更不會讓你的肚子變小。

我們常說的「有沒有腹肌」實際上講的是肌肉線條是否會顯露，而決定這一點的是體脂率，也就是體內脂肪含量。體脂率水準不同的人的整個身材，包括線條，是有明顯差異的。體脂率夠低，再經過適當的訓練，腹部的線條才會顯露出來，也就是說——腹肌（線條顯露）**比較多是瘦出來的。**

現在有很多電子秤都附帶了體脂率的測量功能，但並不那麼精確，想知道自己的體脂率水準，直接去網路上找一下對照的圖片更加直覺。

其實也不用太過糾結體脂率的數值，對於體重還有較大下降空間的朋友們，正常減肥就可以了，在瘦下來的過程中，體脂率會降低，肚子上的脂肪也會慢慢變少。就我個人的經驗來說，在減肥的中後期才會看到腹部形態的明顯變化。慢慢來就好。

不過，瘦下來以後，腹部也未必會成為你理想中的樣子。來看一則留言。

樂天，我 174 公分，男生，從 2017 年年底開始認識你，那個時候我 115 公斤左右吧。看了你的文章後我做出了生活習慣和飲食的改變，並配合力量訓練，在 2018 年 7 月左右的時候減到大概 70 公斤，然後保持到現在 63 公斤。很感謝可以遇見你，只不過現在我的肚子上還有些肉，如果想把肚子變小，是不是應該繼續減重呀？

首先，「繼續減重」並不會讓這位朋友的肚子變小，因為「肚子上有肉」的問題在於體脂率不夠低，但對於大多數體重屬於正常範圍的人來說，這並不應該是個「問題」。其實我們在路上看到的大部分正常的「瘦子」，肚子上都是有肉的，即便我那體重常年維持 50 公斤的老婆也不例外。

體脂率的正常範圍，通常被認定為女性 20％～ 25％、男性 15％～ 18％。而當體脂率降低到對應性別的下限時，腹部才剛剛能開始顯露出一點點肌肉線條。如果你要練出所謂的馬甲線或者八塊腹肌，體脂率還要進一步降低。

換句話說，「有腹肌」並不是一個正常的、普遍的狀態。體重和體脂率在正常範圍內的人，本來就很難有明顯的腹肌線條，肚子上有肉是正常的狀況，我也一樣。

我曾經還收到過一封知乎私訊。

我17歲，最近體重48公斤，但一直不太穩定，從52公斤瘦到現在再也瘦不下去了。我每天做馬甲線訓練和腹肌撕裂者初級運動，做了一個半月，最近又做美體芭蕾的大腿內側外側訓練，然後拉伸，但我的體重下不去了。

雖然線條有收緊，但肚子上的「三層肉」還是沒有變化，我是不是需要改變一下運動方式？但是我幾乎每天都運動2個小時，體重也不見下降，覺得快要堅持不下去了。

這又是一個試圖透過降低體重解決一切問題的例子。也曾有很多人傳一些身材很好的照片給我，問我要減到多少公斤才能瘦成照片裡的樣子。

說實話，每次聽到50幾公斤的女生拚命想減到40幾公斤，或者40幾公斤的拚命想減到40公斤，我都覺得太心疼了……要知道，她們每天吃得比難民還少，還要運動一兩個小時，體重也基本看不到什麼變化。

重點在於，一味地減重沒有任何意義。這位傳來留言的朋友每天運動2小時，在我看來，已經影響到正常的生活品質了。

在遲遲看不到體重下降後，她極有可能選擇控制飲食等偏離健康的方式來降低體重。可這一切跟體重關係真的不大，你的體重越低，身材跟體重的關係就越小。如果想進一步優化身材，應該把重點放在減脂上，而不是降低體重。

你在網路上看到的那些好身材的照片背後，往往需要嚴格的飲食控制，配合定期的運動，但這並不是大多數「瘦子」的正常生活方式，它已經超出減肥的範疇了。瘦下來之後，你當然可以進一步追求更好的身材，但我所理解的「瘦」一定要建立在不影響正常生活的基礎上。

每個人都知道如何開始減肥、如何去減肥，但很少有人知道，如何停止減肥，什麼時候該停止減肥。比變瘦更有意義的是學會跟自己相處，接納自己的一切。

不管體重多少公斤，不管有一塊腹肌還是八塊腹肌，最終你總要面對每天的生活，總會有透過正常健康的減肥方式難以到達的體重，也總會有瘦不下去的地方，很多東西是改變不了的。

沒有任何事情是必須調整到完美的狀態才能去做的，如果歌手愛黛兒練出馬甲線才能出道，那我們怎麼聽得到那些好聽的歌呢？如果我必須練成健身教練那種身材才能跟你聊減肥，那你也根本不會認識我。

有時候我們一心想追求結果，忽視了自己現在已經取得的改變。在體重回歸正常範圍後，慢慢趨於穩定，並不是你進入平臺期了，而是你的瘦身終點站到了。

生活不只有體重的數值，還有「星辰大海」，還有「詩和遠方」。你只需要選擇好方向，決定啟程，就夠了。並不是你到達某個體重數值，那才算到達終點；而是你突然發現自己好像變得跟往日不同了，回首望去，才知道自己走過了多遠的路。

瘦，首先跟心態和生活習慣有關，然後跟身材有關，最後才跟體重有關。瘦這件事，沒那麼震撼，過程也沒什麼轟轟烈烈。瘦身成果不是那些對比照片，不是你扔了多少件大尺碼衣服，更不是體重機上的數字，或是 App 上優美的一道下滑線。

瘦，是你實實在在擁有的，一種更健康、品質更好、更精緻的生活。

5 ▸ 你需要的未必是減肥

每年臨近大學考，我都會收到很多高三學生的留言。他們的問題都差不多——成績普通，大學考壓力也很大，覺得自己很胖，感到焦慮、苦惱。我的回答也都差不多——專心複習，大學考不考體重。然而，他們沒過幾天又開始糾結減肥的事情，我也覺得無能為力。

其中和一位朋友聊得比較多。

一開始，他很認真地問了我過往文章裡的問題，後來我得知他高三，心想都什麼時候了，不好好看書，看我文章幹嘛？就這樣一問一答前後也有半個月了……直到他說：「大學考我可以再考一年，但是減肥搞得我每天的日子都是擔心受怕的。」

我替他覺得不值得啊，畢竟在我看來體重和減肥算什麼！考完大學有的是時間考慮胖瘦的事情。我很直接地回覆他：「就算重考，你明年這個時候也是這個狀態，你信不信？重考不是為你這樣的情況準備的。」

他說：「我已經有焦慮症了，我一直都在擔心大學考。」

我回覆：「20 年後你想到今天，你後悔的絕對不是你多少公斤，有沒有在十幾歲變成瘦子，你後悔的是你扯了一堆原因在逃避，沒有讓自己去拚一下大學考。」最後我只能跟他講：「如果七月前你再傳訊息給我，我不會再回了⋯⋯」

這件事我也問了一下我老婆（她是老師），其實我也覺得滿挫敗的，感覺自己說什麼都沒用，而且真的很擔心他這樣的狀況。我老婆說，主要原因還是高三壓力太大了，而且在他眼裡，減肥比複習、大學考看起來要簡單得多。

直到我偶然間看到說話達人選秀節目《奇葩說》辯手黃執中寫的〈說服人的三個底層邏輯〉，才恍然大悟。摘錄一段原文：

「男朋友回家一直打遊戲，這個問題很麻煩，我要怎麼解決？」其實這不是問題，這是你男朋友的解決方案——解決跟你見面沒話說的方案。一個人為什麼抽菸？抽菸對身體不好。這不是菸，這是解決方案，解決我另外一個問題的方案——解決無聊的方案。一個學生蹺課，是個很嚴重的問題，這是這個學生所想到的解決方案——解決在學校裡被欺負的方案。

所有你眼中見到的問題，都是那個人想了半天的解決方案，只有你覺得是問題而已，這就是苦口婆心跟他談事情但效果不佳的原因。

你拿走了這個解決方案，他必須去面對真正的問題，他會很痛苦。他感到痛苦，所以本能地還是會回到過往的解決問題的方案上。

我看到高三學生整日深夜糾結減肥的事，我覺得這是個「問題」——他應該去複習啊！都什麼時候了！其實減肥這件事，對他而言，也許是面對大學考壓力的解決方案——感覺來不及複習了，感覺一切都糟糕透了，沒關係，至少我可以做好減肥這件事。

所以他把本該用來複習的時間，用來看與減肥相關的內容，以為時間花在這上面，就能加速減肥的進程。而我的「勸告」，核心是讓他放棄減肥，專心複習。勸他放棄減肥，對他而言，等於逼迫他去面對大學考的壓力，也難怪他告訴我寧可重考也要先減肥……更好的溝通方案，重點應該放在應對大學考壓力上。

《羅輯思維》[3] 也提過黃執中的這篇文章。

一個人的建設性，往往表現在：不糾正看到的問題，而是和需要糾正的人一起，面對他所面對的問題。

這些年我看過太多減肥的經歷和問題了，現在反思一下，又有了新的理解。比如說，為什麼很多女生寧可節食也想要減到 50 公斤以下？她們也知道體重數值不會寫在臉上，甚至都明白體重輕跟身材好沒那麼大的關係，但就是想要體重越低越好。降低體重，是她們讓自己身材變得更好的解決方案，也只有一個較低的體重，才能

3 「得到」APP 創始人羅振宇的知識型網路自媒體脫口秀。

給她們帶來形象方面的安全感。

根源在於，她們不知道如何讓自己身材變得更好、更美。既然人們都說「美女不破 5 字頭」、「一胖毀所有」，那索性就把體重減下去。而選擇節食，是因為她們不知道有其他的瘦身方式，所以只能拿飲食開刀了。

過去我寫過很多文章，試圖告訴大家，減肥不是減重，好身材比體重重要得多，好好吃飯才是一切的前提……但這些文字很難真正消除她們對體重的執念。我說「好身材不是瘦出來的」，相當於否定了她們變美的方案；我不建議她們節食，相當於拿掉了她們快速減重的方案，同時還剝奪了她們的安全感，讓她們一時間不知所措，一看到體重波動幾公斤，又會焦慮地開始節食，被體重數值牽著鼻子走。

再比如很多人會暴飲暴食。有人看到會勸他們：少吃點啊。可是暴飲暴食是他們應對工作壓力、負面情緒、內心焦慮的解決方案，如果連這個方案都要被拿掉，那他們豈不是要崩潰了？

最殘酷的情況是，想要減肥的人，同時以暴飲暴食作為解決方案。他們一邊知道吃多了會胖，一邊面對各種情緒又無所適從，所以不暴食心裡煎熬，暴食之後身心煎熬。

換個角度想，想要透過節食減重到 45 公斤的你，需要的也許僅僅是一個讓自己身材變得更好的方式，以及對身材和體重更深的認識。時不時暴食一頓的你，需要的是一個有效的減壓方式，或者傾訴對象。

面對一個問題，如果當下的解決方案並沒有實質性的效果，甚至讓你更加難過，那不妨反思一下下面的問題：

- 我真正想解決的是什麼問題？
- 我的應對機制，是為了解決什麼問題？
- 用 1 ～ 10 分評估它解決問題的效果，大概是幾分？
- 這是不是最優的解決方案？
- 我還可以嘗試什麼？

你可以用這個範本，思考一下自己的「問題」。

其實，你需要的未必是減肥。減肥，有可能是你應對其他問題的解決方案。也許是為了證明自己，也許是為了讓自己變得更有自信，也許是為了讓周遭的人喜歡與你相處⋯⋯

那麼，瘦身成功就能解決所有問題嗎？總有一天，你會得到一個屬於自己的答案。在此之前，我們可以一起探索，如何健康有效地瘦下來。

Chapter 3

我相信你的決心，但我更相信人性

試想一下，當你又一次「無法堅持」而「半途而廢」，
甚至以一次報復性的暴飲暴食宣告失敗之後，
腦海裡出現的那些聲音：
「唉，我又沒辦法堅持下去了！」
「我意志力真的太差了！」
「連嘴巴都管不住，我還能做到什麼呢？」
難過、懊惱、愧疚、自責之後，
你一定會再次重整旗鼓，再次開始減肥。
首先要做的，就是設立一個新目標。
事實上，一旦你這麼做了，
極有可能提前預定了又一次的減肥失敗。

1 ▸ 訂個大目標，然後呢

減肥失敗之後，重新設定一個「大目標」總會撫平一切負面情緒，彷彿減肥成功已經觸手可及。

「這一次我一定要在 1 個月內瘦 5 公斤！」我不只一次聽到剛經歷減肥失敗的人表達這樣的雄心壯志。如果這也是你現在的目標，那麼接下來你可能會這麼做：結合「月瘦 5 公斤」的目標，倒推出每天的運動和飲食計畫，比如每天跑步半小時、熱量攝取控制在 1500 大卡。然後你看了看這個瘦身計畫，覺得還是不夠快，或者此時你的決心告訴你，你還可以做得更多，於是計畫會變成每天跑 1 個小時，熱量攝取控制在 1000 大卡之內。

你感覺好極了，從明天開始，似乎只要把這些計畫堅持下去，就可以實現「月瘦 10 公斤」的目標了，你甚至已經在構思一個月之後的貼文要怎麼寫了。等等！為什麼這些計畫要從明天開始？為什麼今天不能馬上去做？

你會說「今天當然也可以啊！那我現在就去跑步！」我當然相信，你今天也可以開始執行這些計畫。問題在於，為什麼你內心更傾向明天開始呢？

因為，你根本不想去做！

這句話並不是在責怪你，只是在描述事實。你總覺得減肥需要進入一個特殊的「狀態」中，一旦宣佈開始減肥了，就無法做你想做的，不能吃你想吃的，要控制飲食，要控制體重，要堅持每天運動。這些文字僅僅是看起來都會讓人覺得難受，更不要說每天讓自己執行了，誰都不想做這些事情。

更大的目標也許能表現你想要減肥的決心，撫平一些減肥失敗後的負面情緒，但當你試著把目標轉化成行動的時候，發現心裡不想去做，但只能逼自己去做，去堅持。誰都不想讓自己這麼難受，所以本能地想讓這些計畫「明天再開始」。

當然，借助意志力以及堅定的決心，我完全相信你今天就可以去跑步 1 小時、只攝取 1000 大卡。可是明天呢？後天呢？大後天呢？下個星期呢？下個月呢？半年之後呢？你依然可以保持每天執行這些計畫嗎？我想你知道答案。

這個世界上必然也有憑藉意志力瘦下來的人，但絕大多數人拿到的劇本是：在無數次「明天再說」之後，減肥計畫不了了之，然後再次懊惱、自責，再次設定更大的目標、更嚴格的計畫，最終再次減肥失敗，如此循環。

2 ▸ 減肥失敗魔咒

除了新的目標，你還會把減肥成功寄希望於新的方法。

你一定也在好奇這本書有什麼新奇、獨特的方法。我當然會在後面的章節詳細講到這部分內容，但首先我們要解決的問題是：得到了一個新方法之後，你拿什麼保證這一次減肥的結果會跟過往有所不同？如何保證這一次可以「堅持到底」？如何保證這一次能夠「管住嘴」？如何保證這一次一定可以減肥成功，不再反彈？

相信我，不論你盯著這三個問題想多久，結果依然會跟決心或意志力有關，而這正是你至今未能瘦身成功的原因。

很多朋友會說，自己減肥了很多次，各種方法都用了，但就是瘦不下來。事實上，**你根本沒有嘗試過其他方法。**

不管是各種飲食方法，還是各種運動方式，都只是「少吃多運動」的不同表達而已，它們都屬於同一種方法——「堅持到減肥成功」。而如果你不能堅持，無法把那些「管住嘴邁開腿」的種種要求持續到瘦下來的那一天，那麼換再多所謂的方法，結局也很難有所不同。

我相信你有決心減肥，但我更相信人性。人總是喜歡做能讓自己感到舒服的事情，避免那些不舒服的、難受的行為，比如說減肥中你所要做的一切。

最重要的是，你已經習慣了那些讓你舒服的行為。這意味著，開展一個不舒服的、讓人難受的行為，需要克服的阻力會很大，更不要說讓自己長期執行。你心裡會有一百種方式說服自己，別去做這件事，你的身體也會有一百種反應來告訴你——這樣不舒服！我不想這樣！

於是你陷入了一個奇怪的循環中，它可以被叫作「減肥失敗魔咒」，如圖 3.1 所示。

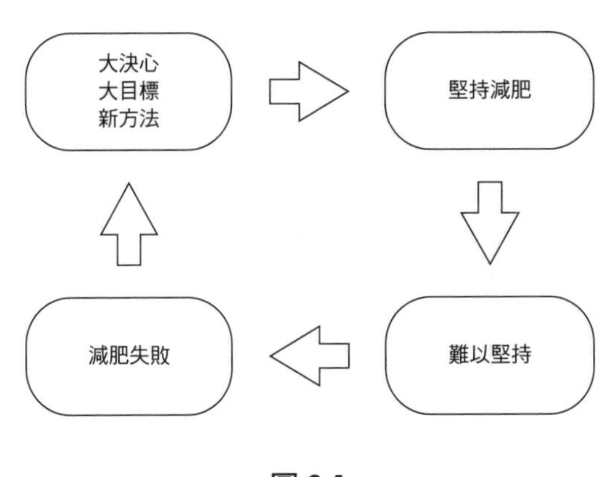

圖 3.1

面對一次又一次的減肥失敗，你的解決方案從沒有變過——似乎這一次只要有更大的決心，用更好的方法，就一定能減肥成功。然而，之前的減肥失敗，是因為決心不夠大、方法不夠好嗎？如果不是，那麼為什麼這一次就能夠減肥成功呢？

你已經聽過、看過、試過太多版本的「少吃多運動」，掌握了十幾種減肥方法，但沒有一種告訴你該如何堅持。不僅如此，更大的決心和目標，還把堅持減肥變得更加困難。所以，不要再花精力嘗試不同的減肥方法了，或者說，如果你看到的減肥方法沒有提到如何堅持，那麼就不要再嘗試了，因為倘若你能堅持到底，早就瘦下來了。

你至今沒能減肥成功，因為你一直都在沿著一條註定失敗的路線前進。其實從上面的循環中也不難看出：如何把減肥堅持下去，才是我們需要解決的最根本的問題。換句話說，在這個問題得以解決之前，任何對減肥的嘗試都是徒勞。

3 ▸ 為什麼堅持減肥那麼難

我希望你可以花至少 10 秒鐘思考一個問題——為什麼堅持減肥那麼難？

如果可以，把你心裡的想法寫下來，然後再往下看。

2016 年，我成了一個父親，我兒子名叫陸涵。

大概在他 1 歲半那陣子，他特別迷戀一個繪本上帶魔鬼氈的小圓片，就連睡覺都要握在手心，甚至含在嘴巴裡……你可以想像如果這個小圓片突然找不到了，會發生什麼事。事實上它真的不見過一兩次，所以我盡量把它放在固定的地方，比如放回那個繪本裡面。

我們家臥室在二樓，有天早上起床，他想把這個小圓片帶到樓下，我說你先把它貼回到繪本上再下樓。他當然是不肯的，手裡緊握著那個小圓片，於是我把樓梯上的門欄關起來，站在門欄另一側告訴他，把小圓片放回去，就可以下來了。

起初他開始哭鬧，幾番「交涉」見我不肯退讓，他也不哭了，試圖從門欄側面的縫隙裡鑽出來，失敗之後又把那個小圓片藏在口袋裡，因為那時他還不會講話，只能咿咿呀呀地攤攤手，意思是沒有帶下樓了。

我再次重申，這個小圓片不能帶下樓，於是他把那個小圓片透過門欄放在樓梯上，然後等我抱，結果我剛打開門欄，他又伸手想去撿起來。（現在想起來他可真是個小機靈鬼……）

我記不太清最終是怎麼收場的，但我猜我當時是不會妥協的……當然，現在回想起來，我會覺得自己很奇怪，不就是一個小圓片嗎？讓它脫離繪本單獨帶下樓，會怎麼樣呢？就算是弄丟了，也沒什麼大不了呀。

我真的不明白為什麼當時會那麼「堅守底線」，對一個還不會講話的孩子這麼「殘忍」。在樓梯上僵持的過程中，我一定也想過「他把那個小圓片放回去不就好了嗎？」、「為什麼他不能聽話呢？」、「他為什麼不能理解如果弄丟小圓片會有多麻煩呢？」

類似的事情在他小時候還發生過很多次，比如坐飛機必須全程保持安全帶扣緊，薯條只能吃跟年齡相同的數量（比如 3 歲就只能吃 3 根薯條）。

一直以來，我都不覺得在對待陸涵的方式上有什麼問題，直到周圍所有的朋友，哪怕只短暫地看過我跟陸涵相處的人，事後也都會得出「樂天對孩子超級嚴格」的結論。於是隨著他慢慢長大，經歷很多次「對抗」，我也開始反思，到底哪裡出了問題。首先想到的，當然是——為什麼陸涵不能理解我是在為了他好呢？

事實上這樣的思考並不能解決問題，就像減肥失敗之後，我們總在想：「為什麼還是堅持不下去呢？」到頭來，我們還是會繼續試圖堅持，我也還是會想繼續用我的方式「為他好」。

為什麼陸涵不能理解我是在為他好呢？根本的問題是，他這個年紀本來就無法理解大人的一些行為背後的原因（我們兒時也是這樣），以及我對他的要求太高了。為什麼他不能多玩一會兒玩具？為什麼他不能多看一集動畫？為什麼他不能偶爾「反悔」一下已經被我設圈套答應的事情？為什麼……

不是他「不聽話」，而是我在強迫他像一個成年人一樣，說一不二，遵守規定，做到那些超出他能力範圍和接受度的事情——問題出在我身上。

現在說起來我都不太好意思……以前我甚至不能接受我老婆用一些特別的方式哄騙他達到我的「要求」，在我看來那是「鑽漏洞」……我希望結果是符合我的預期的，還要求過程必須是「乾淨」的——他必須「發自內心」地遵守這些要求。天啊，這怎麼可能？

所以根本的問題是，大人的期望和要求超出了孩子的接受範圍，如圖 3.2 所示。

自從我意識到自己變成了一個「不酷」的爸爸，我就常常反思過往對待陸涵的方式。慢慢開始接受他只是個幾歲的小孩子，接受他很多事情就是難以做到，然後試著更加溫柔地對待他，用他能接受的方式引導他的行為，並且認知到他需要很長時間成長到我們期望的那樣。

不得不說，做父母真的是一種修行……從某種意義上講，減肥也是一樣。

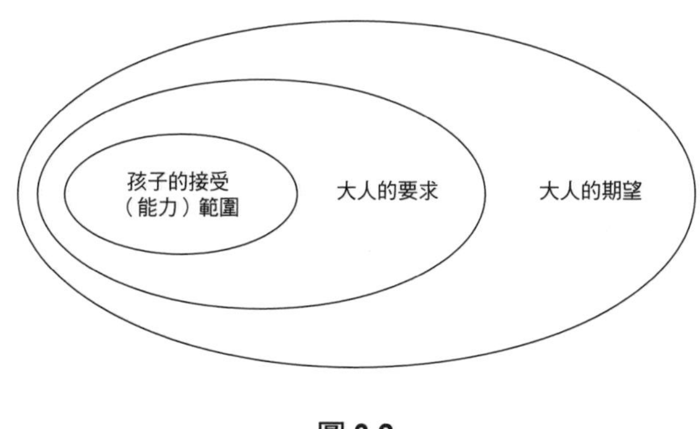

圖 3.2

4 ▸ 減肥太難了，句號

回到減肥，再次思考一下前面那個問題——為什麼堅持減肥那麼難？

其實道理是一樣的：無法堅持減肥，不是你哪裡沒做好，而是你對自己的要求太高了，這些要求本來就難以做到。

控制飲食太難了！

堅持每天運動太難了！

不能吃自己想吃的東西，太難了！

減肥過程中的種種要求遠遠超出了你的能力範圍，而在無法堅持時，你卻用更大的目標、更嚴格的要求，讓自己進一步「管住嘴邁開腿」，卻不曾想過是這些「自我要求」本身就有問題，如圖 3.3 所示。

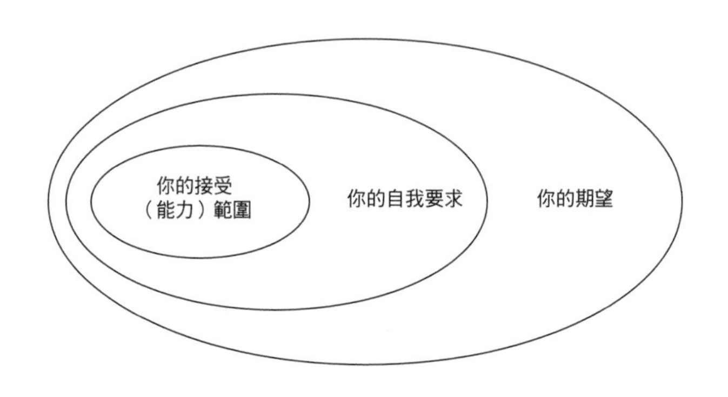

圖 3.3

就像人們不會要求一個不會說話的孩子必須背誦唐詩三百首一樣，沒有人會因此批評孩子，因為不會有人真的有這樣的預期。然而，過去每次無法堅持，管不住嘴的時候，你總是急於把自己批判一番，責怪自己意志力差，卻從沒有意識到，是減肥太難了。

減肥失敗、堅持不下去並不是你的問題，而是你試圖堅持的事情本身就難以堅持。所以，從現在開始，不要再把「減肥真的好難」這句話作為一種抱怨或感嘆，而是當作一個陳述句講出來。

減肥難，就是一個客觀事實。而承認減肥很難，也絕不是一件應該感到羞愧的事情，只有當你坦然地面對它的難度之後，才有機會找到更適合你、更高效的減肥方式。

5 ▸ 減肥之路很長，意志力很短

回想一下憑藉意志力成功做到的事情，你會發現它們大多數都是短期或單次任務，比如，大考前夜的通宵複習，限時跑 1000 公尺的最後一圈，截止日期前加班到凌晨 2 點……

同時，它們大多屬於能夠徹底結束的短期目標：考試——只需要在短期內花時間集中複習，考完就過了；跑 1000 公尺——只需要咬牙跑完最後一圈，跑完就完了；加班到深夜——只要熬過這一晚，工作搞定就好了。

階段性目標完成後，我們可以即刻看到、享受到結果，而且不管結果怎樣，這件事會就此告一段落。

拿考前通宵複習來說，我們在借助意志力熬夜的過程中，每當感到疲憊或想要就此睡覺時，都會告訴自己：再堅持一下、熬過這一晚、考完就好了。相比之下，減肥顯得「遙遙無期」，事實上減肥原本就應該是一個長期的過程，你的意志力本來就不足以確保減肥能夠堅持到底。

就像在「望梅止渴」的故事裡，曹操對饑渴難耐的士兵說的是「前面不遠處有一片梅林！」如果當時曹操說：「大家加油！水嘛，是不會有的，但等咱們打完仗，回到家就可以喝水了！」大概今天就不會有這個故事了。

意志力本身沒辦法「解渴」，更無法緩解你的疲勞，它只能讓你在尋找水源的路上，多走一小會兒。再強的意志力，也很難讓我們每天都通宵讀書，每天都去衝刺 1000 公尺，每天都加班到 2 點。

你也許能做到一次、幾次，但並不代表你願意這樣做，畢竟這些行為有違固有的生活方式，而且它們顯然也不是什麼有趣的事情。意志力只是把疲憊感以及內心的抗拒出現的時間點延後了。

事實上，每當意志力登場的時候，意味著我們正在做一件自己並不想做的事。

這看起來像是一句廢話，而且我打賭你現在心裡想的一定是「我當然不想做這些事啊！可是不堅持怎麼減肥？」我會在後面的章節解答你的疑問，現在你只需要得到一個結論：**每當你認為自己需要「堅持減肥」的時候，就說明目前的那些減肥計畫或要求是你並不想做的。而你不想做的事情，註定難以持久。**

人們當然可以借助意志力戰勝惰性，在疲憊的時候選擇去運動，或是對自己喜歡吃的東西說「不」。但是減肥這件事，面對的可不只是一次的選擇。生活中每個行為、每個決定，都多多少少跟減肥有關係（減肥本質上也正是要改變生活方式）。一旦為了減肥，為自己加上各種要求和限制，人們就會更加頻繁地依靠（消耗）意志力做出對減肥和健康更有利的決定，而這對於極其有限的意志力來說，是個大考驗。

依靠意志力持續做一件事的時間越久，痛苦、疲憊的感覺就越強，身體也會越抗拒。與此同時，你開始關注結果，希望能帶來一絲安慰。而相比於你的付出，結果大多是令人失望的。最終，那些痛苦和疲憊，以及種種負面情緒，再也無法被壓抑……接下來的故事，你再熟悉不過。

6 ▸ 如何使用有限的意志力

有研究表明，意志力並不是原始人類一開始就擁有的能力。意志力是個好東西，但正如一切美好的事物一樣，它總是有限的、短暫的。好消息是，經過千百年來的進化，如今我們早已學會了正確、合理、高效地使用有限的意志力。

想像一下：你住在 6 樓，但電梯壞了，現在需要把一桶大概 20 公斤的桶裝水搬回家，你會如何完成這件事？大致的解決思路其實很簡單，甚至想都不用想——捲起袖子開始搬，沒力氣了，休息一下再繼續。

如果回想一下生活中類似的事情會發現，每當即將力竭，想就此休息一下的時候，我們往往會讓自己嘗試多上半層樓。這是很自然的一個反應，而這實際上就是自然使用意志力的方式，也是千百年來我們掌握的最高效的方式。

1. 在即將力竭時，首先得到認知：一口氣把桶裝水搬上 6 樓是不可能的，超出了能力範圍。

2. 借助意志力暫時蓋過身體發出的疲憊訊號，嘗試拆分目標，然後鼓勵自己再多上半層樓。

3. 設置能夠立即獲得的階段性獎勵：再上半層樓就可以馬上休息。

沒有人會因為不能搬 20 公斤的東西一口氣上 6 樓而感到自責，更不會試圖提升自己的意志力，或是要求自己力竭的時候還必須堅持再上 3 樓才能休息。**因為你知道桶裝水本來就很重，你也清楚自己的身體極限在哪裡，你只專注於完成眼前的目標。**

如果認真回想一下每天的生活，你會發現使用意志力的次數遠超你的想像，而且其中絕大多數都屬於「成功案例」。（比如，此時此刻我的膀胱正在吶喊……但謝天謝地我不會就地尿褲子，我完全可以做到再多寫幾段，之後才去洗手間。）

而使用意志力的「失敗案例」，幾乎就是我們過去使用意志力減肥所做的一切。拿搬桶裝水上 6 樓來類比，在減肥的時候我們往往也是這樣做的。

〔開始前〕嗯，我要搬這個桶裝水上 6 樓！我相信自己的能力和毅力，也下定了決心！我一定可以一口氣搬上 6 樓！

〔搬運中〕堅持！堅持！堅持！距離6樓還有5樓！我可以的！

〔力竭時〕我只有這點出息嗎？堅持到底就是勝利！

〔被迫中斷休息時〕別灰心，再試一次，我一定可以一口氣上 6 樓的！

〔失敗後〕反思總結一番，目標變成了一口氣上 7 樓、8 樓、10 樓。

你一定也覺得這太荒唐了，可是我們在減肥中卻一次又一次這樣做著。**我們把重點放在了「我要搬桶裝水上 6 樓」這件事上，而低估了這件事所需要的時間和它本身的難度和阻力，也高估了自己的能力和意志力。**

我們總是習慣於從目標倒推出每天的計畫，卻根本沒有評估過自身的能力以及減肥這件事的阻力，二話不說就借助意志力讓自己「火力全開」，少吃＋運動，無氧＋有氧，美其名曰「雙管齊下」，結果搞得身心俱疲。

當需要搬一桶 20 公斤的水上 6 樓的時候，我們會認識到，再強大的意志力也無法和生理極限對抗，桶裝水就是很重，我們就是不可能一口氣搬上去。這必然是一件很難的、需要很長時間的事情。

而在減肥時，面對種種過分的、沒道理的、不健康的、遠超出身體承受能力的目標，我們卻不肯承認它的難度，還反過來把目標設得越來越高，彷彿擁有意志力就可以戰勝一切，然後不斷逼迫自己堅持那些瘋狂的飲食和運動計畫，最終不斷透支的不僅僅是意志力，還有我們的自信和自尊。

承認自己的體力、能力、意志力有限，反而有利於你做出更合理的規劃，實現最終目標。其實，跟搬桶裝水的例子一樣，現代人天生就知道如何聰明地使用意志力，而它成功發揮作用，大多都是自然發生的。也就是說，**不刻意動用意志力，就是使用它的最好方式**。其實在生活中，你一直就是這麼做的。

7 ▸ 最重要的三句話

至此，我想你應該可以坦然地接受，自己的意志力是有限的，指望意志力作為持續一件事的動力，註定難以持久。事實上，越是依賴意志力去堅持減肥的方式，越是容易失敗的方式。

那該怎麼辦呢？其實答案已經顯而易見了，把上面這句話反過來講就是——**選擇不依賴意志力的減肥方式，更容易成功。**

絕大多數減肥方法的實踐者都把持續減肥這件事交給了「堅持」。久而久之，堅持減肥不僅變成了一個「默認解」，還成了「唯一解」，甚至有人試圖透過減肥來鍛煉自己的意志力……

其實「堅持減肥」的關鍵就是，不做任何需要堅持的事情。

下面的三句話，也許是整本書最重要的內容，請一定要多讀幾遍。

1.「堅持減肥」和「讓減肥持續」是兩件事。

2. 堅持本身不是為了減肥，堅持的目的是讓減肥持續。

3. 堅持只是持續減肥計畫的一種極其原始的手段。

還記得前面我們提到的「減肥失敗魔咒」嗎？想要打破這個魔咒，真正需要解決的是「難以堅持」的問題。我們過往嘗試了很多方法，都失敗了。不妨換個角度，不再把目標放在「堅持減肥」上，而是盡可能想辦法延長減肥所能持續的時間。

注意，我說的是延長「持續」的時間，而不是延長「堅持」的時間。堅持只是持續的一種方式，而且你也知道，這是一種充滿了痛苦、難以長期持續的方式。我們將在下一章一起探索不需要堅持卻依然能確保一件事長期持續的方法。

Chapter 4

你需要 300 天

回想一下過往的減肥經歷，如果用 0 ～ 10 分來
評價減肥對你而言的難度，那大概會是幾分呢？
如果你得到的評分大於 8，接下來的內容，
會讓你有所收穫。

1 ▸ 伽利略的答案

現在我們來思考一個問題：如何讓一輛汽車，在無法中途加油的前提下，盡可能行駛更長的距離？

首先肯定要一直踩著油門，讓汽車保持前進。在前進的過程中，汽車需要克服空氣和路面的各種阻力，同時不斷消耗汽油。

因為中途不能加油，我們可以把汽車改裝一下，換更大的油箱、更省油的發動機和傳動系統、更輕量化的車身等。同時，還可以用更省油的方式駕駛汽車，比如盡量均速行駛，避免速度的頻繁變化，選擇路況更好的道路，等等。

汽車會因此走得更遠，但最終前行的距離仍然取決於油箱裡剩餘的汽油，畢竟這是動力的來源，也就是說，得到的結論是：汽車能走多遠（保持前進的狀態多久），取決於向前的動力可以維持多久。

兩千多年前，亞里斯多德關於如何維持物體的運動狀態，就是這麼想的，直到伽利略做了一個推論。伽利略發現，當一個球沿著斜面往下滾時，球的速度會增大，而向上滾動時，速度會減小。所以，理論上，如果球沿著一個平面滾動的時候，它的速度應該不會變化。

然而在現實中，當球沿著平面滾動，最終總會越來越慢，直到停止，因為小球向前滾動需要克服摩擦阻力。而如果表面變得光滑，也就是降低摩擦阻力，小球會怎麼樣呢？於是伽利略做了一個偉大的實驗，叫作「理想斜面實驗」，如圖 4.1 所示。

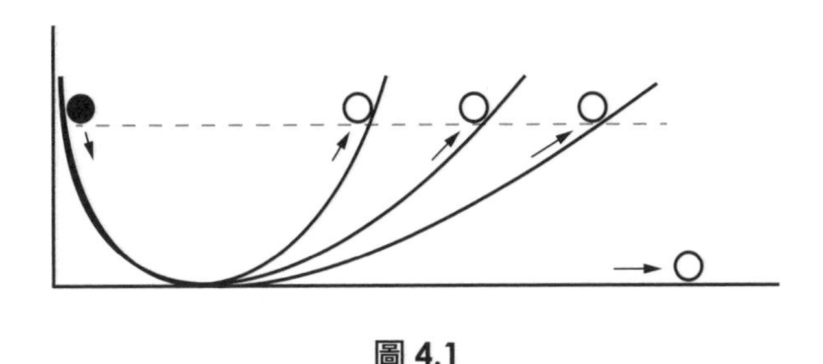

圖 4.1

在同樣的起始高度（速度）下，拋開摩擦力的影響，讓小球沿著 U 形光滑斜面滾下來，會發現小球滾到另一側斜面上近乎相同的高度。如果縮小另一側斜面的傾角，小球仍然會達到幾乎同一高度，但經過的距離會更長。

最精彩的部分來了——如果把另一側的斜面變成完全水平會發生什麼呢？在前面的實驗中，小球總會在另一側斜面上達到跟釋放高度相同的位置，現在這個斜面變成了平面，那麼如果忽略摩擦力的影響，小球會一直滾動下去！

伽利略由此得到的結論是：力不是維持物體的運動（速度）的原因。一旦某個物體具有一個初始速度，如果不受外力，它會一直保持這個速度均速運動下去。如今我們知道，這一結論最終被牛頓發揚光大，總結成了牛頓第一定律：一切物體在沒有受到力作用的時候，總保持靜止狀態或等速直線運動狀態。

所以，想要讓車子盡可能行駛得夠久，不需要一直踩著油門，我們完全可以換個思路：讓路面變得盡可能光滑，把車身改造成風阻更小的造型，總之盡可能地**減小各種阻力**。當阻力無限小的時候，相當於把斜面變成水平，理論上，汽車可以行駛無限遠。

過往在減肥中所需維持的飲食和運動計畫實在太難了，也就是說我們所需克服的阻力太大了，導致我們需要花費額外的動力，踩更深的油門，才得以保持前進的狀態，畢竟誰都不想餓肚子，誰都不想做太過辛苦的運動。

對於減肥難以持續，我們的解決思路總是從意志力出發，想盡辦法讓有限的汽油支撐汽車完成更遠距離的行駛，但動力來源始終是汽油，也就是我們的意志力。問題在於，當汽油耗盡，我們便難以繼續前行。

我們真正需要解決的問題並不是如何更高效地利用汽油，而是如何擺脫對它的依賴，讓車開得更遠，核心問題在於：**如何把減肥計畫盡可能久地持續下去。**

在汽車被發明之前，每個人都在尋求更快的馬，但人們真正需要的是更快速、更便捷的交通工具。跳出「快馬」的思維局限，才能有機會發現更好的方案。現在，伽利略給出的答案是，把減肥的阻力（也就是難度）降低到無限小，就可以一直持續下去，最終總會到達終點。這樣看來，「減肥成功」就變成了一個時間問題。

2 ▸ 減肥的難度，由你決定

減肥的確很難，這是客觀事實，但並不意味著我們就束手無策了。因為另一個客觀事實是：你一邊說減肥很難，一邊親手放棄了輕鬆減肥的方式。其實我們完全可以降低減肥的難度（阻力），把減肥變得簡單。

減肥的難度由兩部分組成，一部分是減肥的客觀難度，而另一部分來自減肥的主觀難度。

減肥的客觀難度，由每個人的身體素質、運動能力、飲食偏好等因素決定，它們很難在短期內改變，比如同樣要跑 2 公里，我們完成起來的輕鬆程度跟「瘦子」必然是不同的。

減肥的主觀難度，來自我們對難度的感知。在做一件事之前，大腦會先評估它的難度，如果你的目標過大，比如認定跑步必須超過 30 分鐘，必須在 3 分鐘內跑完 1 公里，那麼在開始跑步之前，心理上就會對此產生抗拒，做這件事的阻力就會上升。大腦會本能地避免那些較為複雜的任務。

別忘了，你本來就沒那麼喜歡運動，要求自己運動越久，強度越高，過程就會越煎熬，就會越難以長期持續。而如果我們把跑步的目標改為「跑步 1 分鐘」，那麼完成這件事的難度和阻力就會變得輕鬆很多。也就是說，我們對目標的預期可以很大程度上改變減肥的難度。

此外，目前的狀態也會影響一件事的主觀難度，比如在心情好的時候，完成一件事更加簡單，會更容易應對挑戰，而在心情糟糕、焦慮或者極度疲憊的時候，完成一件事就變得很難。

減肥確實難，客觀因素決定了它就是很難，但事到如今你沒能瘦下來，更多是因為你用過高的要求，把減肥變成了一個幾乎「不可能完成的任務」。換句話說，就是**如果你覺得減肥很難，是因為你自己非要把減肥變得這麼難。**

在 Chapter 2，我們寫下了很多目標，其中有一項是「我計畫用幾天瘦下來」，現在你可以翻到那一頁，看看自己當時寫下的時間目標。

我看過太多太多的人羅列了自己的每日減肥計畫，然後在網路上問，按照這樣的計畫，自己是否能在一個月或兩個月內瘦下來。又或者先訂一個瘦身時間表，然後詢問對應的每日計畫應該是什麼樣的。

我們都知道這樣一個公式：

速度 × 時間＝路程

代入到減肥中，「速度」越快，意味著我們每天所需完成的瘦身計畫的要求越高，而「路程」可以理解為瘦身進度，也就是說：

瘦身計畫 × 持續時間＝瘦身進度

我們的目標當然是盡可能增加「瘦身進度」。從數學的角度，想要達到這一目標，有兩個可以利用的變數，分別是「瘦身計畫」和「持續時間」。過往我們的目標設置方式，總是想要在有限的時間裡完成一個特定的瘦身進度，所以不得不增加「瘦身計畫」。矛盾之處在於，讓「瘦身計畫」更加有效，也就是進一步「管住嘴邁開腿」，會導致減肥難度的直線上升。

此外，我們跟「瘦子」的距離太遠了，我們的體能和意志力都不足以讓自己長期維持這樣的瘦身計畫，所以就進入了一個沒完沒了的循環，如圖 4.2 所示。

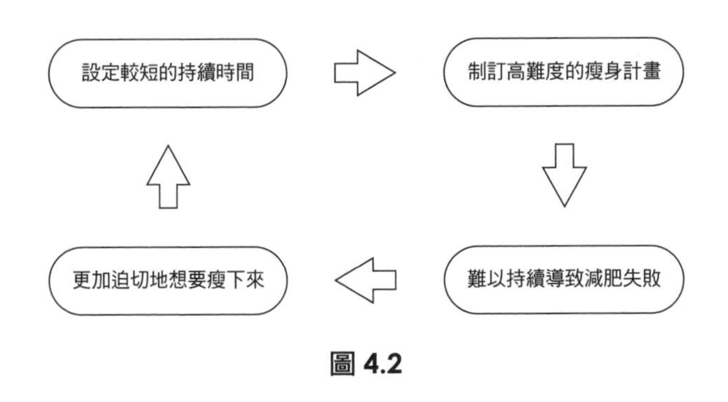

圖 4.2

瘦身的持續時間越短，瘦身計畫就越難以執行；瘦身計畫執行難度越高，瘦身越難以持續；越難以瘦下來，越迫切想在更短的時間裡瘦下來……這一切的根源，在於時間預期。

3 ▸ 時間是你的武器

2019 年 10 月 12 日，人類歷史上誕生了一個新的里程碑——基普喬蓋以 1 小時 59 分 40 秒的成績，首次讓馬拉松完賽時間進入了 2 小時以內，這無疑是一項壯舉。作為對比，一般業餘參賽者的馬拉松完賽成績通常是 4 ～ 6 小時，

如果套入「速度 × 時間＝路程」的公式，基普喬蓋的完賽時間是設定好的（2 小時以內），所需完成的距離也是預知的，那麼就可以得知他對應的速度水準。

在基普喬蓋挑戰「破 2」的過程中，他的前方一直有一輛汽車，用鐳射在地面上投影出一條橫線，對應的是以 1 小時 59 分完賽的配速。基普喬蓋需要做的是讓自己保持速度，跑完全程。

目標的設定模式有兩種，一種是「高手模式」，也就是像基普喬蓋那樣，首先確定自己要在 2 小時內完成一場馬拉松，然後倒推出配速水準，接下來要做的就是讓自己盡全力保持這個速度。

「高手模式」的目標設定顯然更適合高手——首先你得有能力達到這樣的速度，並且是在整個過程中保持這樣的速度。事實上基普喬蓋的馬拉松配速水準，甚至比普通人百米衝刺的速度還要快。而且，即便對於高手來說，這樣的模式完成起來也並不輕鬆，基普喬蓋在 2017 年也挑戰過一次「破 2」，結果以 25 秒的差距留下了遺憾。原因在於，在「高手模式」下的速度水準，是具有一定挑戰性的，

因為它是從結果出發，根據主觀意願確定的，而非源自實際的行動力和能力水準。

對於一般的跑步愛好者，參加馬拉松的目標通常就只是到達終點。至於完賽所需要的時間並不那麼重要，在很多沿途風景不錯的馬拉松賽道上，我們甚至能看到業餘參賽者在中途停下來拍照留念。這便是「業餘模式」的目標——以到達終點為首要目標，選擇一個不痛苦的、可持續的速度來完成。

如果把減肥比作馬拉松，顯然你至今沒有一次能夠到達終點，問題在於，你明明就是「業餘選手」，卻總是用「高手模式」的目標參加比賽，於是在過程中不得不強迫自己維持遠遠超出身體負荷的速度水準，不僅提高不了多少成績，還會提前透支體力，打亂節奏，最終導致無法完賽。

其實，「時間」完全是一個我們可以利用的變數，甚至可以說是我們的「武器」，奈何過去我們一直用它傷害自己。根據上面的公式，即便保持一個較低的速度，增加「時間」，也同樣可以走過一個較長的路程。就像龜兔賽跑裡的烏龜，只要持續爬行的時間夠久，最終總會到達終點。

話說回來，兔子為什麼輸掉了比賽？當然我們可以說牠驕傲、自負，但沒人會質疑它的能力，也許兔子並不會覺得自己輸了，畢竟它的速度明明比烏龜快那麼多。在兔子心裡，當遠遠超過烏龜的時候，就已經認為自己贏了。而問題在於，兔子沒意識到這場比賽的首要目標是到達終點，然後才是速度的比較。

你看，有時候成敗並不是能力問題，而是策略問題。選擇「業餘模式」的目標，並不是否定自己的能力，只是選擇一種更適合完成目標的策略。

這個世界上不存在（也不應該存在）所謂的「減肥高手」，減肥從來不是一場比賽，「高手模式」的目標設定方式並不適用於減肥，或者說沒必要這樣做。每個需要減肥的人都是「業餘選手」，對你而言，**減肥的目標一定是讓減肥計畫長期持續，最終到達終點，瘦身成功。這意味著你選擇的減肥方式，必須服務於這個目標。**

在龜兔賽跑的故事裡，我們讚揚烏龜的堅持不懈。其實烏龜不停地向前爬，是因為它只能依靠這種方式獲勝，畢竟跟兔子相比，爬得快一點慢一點改變不了什麼；而兔子想要贏，則必須根據比賽的獲勝條件選擇一個有效的策略，合理分配體能才可以到達終點。

是做一隻持續前進的烏龜，還是做一隻無腦衝刺的兔子，都很簡單，難的是做一隻「龜速前進」的兔子，有策略地主動選擇慢下來，才是大智慧。

4 ▸ 慢，就對了

「時間」對於減肥來說，是至關重要的一個因素，因為它直接決定了減肥的阻力和難度，甚至決定了減肥過程的快樂程度。所以如果你把時間作為一個變數，好好利用它，減肥會變得更加輕鬆、愉悅——是的，減肥的過程可以是輕鬆的、愉悅的。

另一方面，時間又是最不重要的一件事。我瘦了 30 公斤，現在我是個「瘦子」，而我減重 30 公斤所用的時間，剛好是 300 天。事實上，極少有人關注過我瘦下來所用的時間，我猜你看完上面這句話，真正關心的也只是我的瘦身方法。

人們只會關注結果和變化，當然，你也只會因為一個好的結果（也就是變成「瘦子」）而受益。參加一場馬拉松的結果，對於業餘參賽者來說只有「完成」和「未完成」兩種。減肥的結果也只有「瘦下來」和「沒瘦下來」兩種，至於我們瘦下來所需的時間，沒人會去在意。

就像你在社交平臺上看到朋友完成了一場馬拉松，你關注的會是他跑了 42.195 公里，而不是他的完賽時間——絕大多數人對馬拉松的完賽時間、平均配速之類的資料都沒有概念，只有參賽者會把完賽時間作為成績。其實，完成一次馬拉松本身就已經是一個很好的成績（甚至成就）了。

我們明明只是想瘦下來，卻總是要給自己規定一個時間期限。問題在於，**瘦身所用時間的長短，並不會影響結果的展現形式，餘生那麼長，我們只要在可預見的時間裡成為一個「瘦子」就可以了。**你無法決定，也不該去決定自己需要多少時間才能瘦下來，這件事情不受我們掌控。

巧的是，正在我寫這個章節的時候，我收到一封知乎私訊，信中說他運動了一段時間，腰圍從最初的78公分降到現在的75.5公分，但是太慢了，問我有沒有辦法可以在一個月內把腰圍降到 70 公分。（你看，這又是一個「高手模式」的目標。）

人們總是擔心太慢，想要迫切地看到瘦下來的結果。其實，「慢」不是一個應該去解決的問題，反倒是我們要對「快」有所警惕。慢，說明可持續，也代表著一個較高的減肥成功機率。

如果一切問題都只是時間問題，那麼說明它根本不是問題。在這樣的狀態下，你要做的，只是保持前進的狀態，享受沿途的風景，還可以像馬拉松業餘參賽者一樣，途中拍個照片留作紀念。一旦你開始思考「我還要多久才能瘦下來」，說明當下的狀態你並不享受，你想要盡快從中逃離，結束「苦海」。

試想一下，如果把你過去那些「月瘦 10 公斤」的目標，改成「我要用 300 天瘦 10 公斤」，是不是執行起來會輕鬆很多？**拉長時間預期，是降低一件事的難度（阻力）最簡單也是最直接的方式，同時還有助於我們保持一個積極的狀態。**在寬鬆的時間下，我們更容易放平心態，享受過程。如果心裡有一個倒數計時器，我們便會因為心急，更加關注結果和進度，甚至誤入歧途。

就像在上班的路上，發現就要遲到了，你會急匆匆地開車，焦急地等待紅綠燈，一直看時間，你會要求自己開得更快，不停地換車道、超車甚至違反交通規則。而如果今天休息，只是要去公司拿個資料，開車的過程就會變得悠閒，甚至還會哼支小曲，讓自己保持一個輕鬆、舒適的速度前進。

減肥註定是一個很長很長的旅程。所以，從現在開始，放棄一切時間限制吧，你不需要它們，老實說，你也很難在規定的時間裡瘦下來。

如果必須設置一個時間目標，就把它設為 300 天吧。300 天並不短，但也沒有你想得那麼長，回想一下你過去花在減肥中的反反覆覆的時間，肯定也不只 300 天了。最重要的是，這樣的時間預期會大大降低減肥難度，讓減肥的過程不再那麼痛苦，甚至變得輕鬆，如圖 4.3 所示。

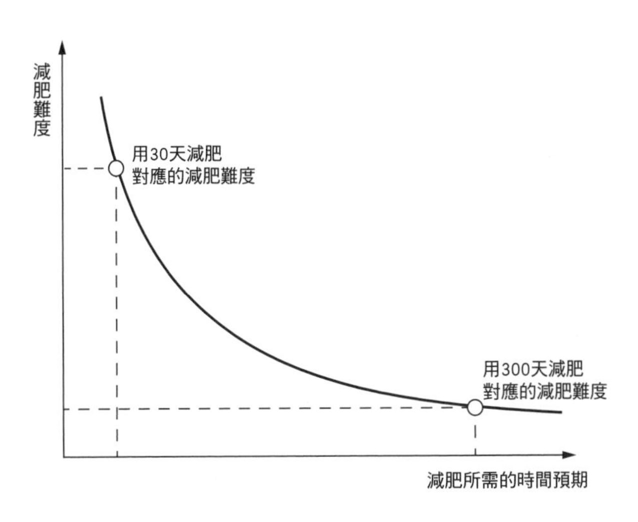

圖 4.3

當然，你未必真的需要 300 天，但一定要有這樣的心理預期，在心理上接受：減肥這件事至少需要 300 天才可以完成。現在，你可以翻回到 Chapter 2，找到你當時寫下的時間目標，然後劃掉那個數字，在旁邊寫下「300 天」。

Chapter 5

持續減肥的策略

減肥很難，那就想辦法把它變得簡單。
減肥無法長期持續的原因，在於阻力太大。
伽利略說，如果把阻力降到無限小，趨近於 0，
具有初始速度的物體就可以一直保持前進的狀態。
現在我們知道，透過利用「時間」這個變數，
拉長時間預期，可以顯著地減小減肥的阻力（難度），
接下來要做的是找到一個合適的「速度」前進。
過往我們思考的是「做什麼可以更快地瘦下來」，
而更重要的問題其實是「做什麼可以做得更久」。
鑑於現在我們幾乎有無窮盡的時間，
「瘦身計畫」中的每日目標，就要進行相應的調整。
現在，結合你的實際行動力，
寫下一個你可以每天做到的、不需要
動用意志力堅持的每日運動目標吧！
你可以花點時間思考，但一定要在寫下這個目標之後，
再閱讀下面的內容。

1 ▸ 拿什麼確保你的目標長期執行

寫完前面的目標，是不是感覺很不錯？似乎減肥又可以有一個新的開始了。

那麼，現在、立刻、馬上去完成上面的運動計畫，然後再往下看吧。

等等——此時此刻你心裡是不是有些「奇怪」的聲音冒了出來？

「正在看書呢，過一會兒再去運動吧。」

「都換好睡衣了，怎麼運動？」

「今天累了一天了，現在應該好好休息。」

「飯都還沒吃呢，先吃飯吧。」

「晚一點和朋友約好了一起出門，現在來不及運動了。」

所以，現在你不會去完成上面寫下的那個運動計畫，對吧？那麼明天呢？後天呢？下週呢？下個月呢？一年後的今天呢？

我敢保證每一天你打算運動之前，那些聲音都會在你耳旁圍繞，給你一萬種現在沒辦法運動的理由。而你去運動的原因就只有一種——你想減肥。

老實說，一兩天不減肥似乎也不會帶來什麼嚴重的後果，你想要運動的動機總是「勢單力薄」。於是經過無數個「明天再說吧」，你的運動計畫再一次不了了之。很抱歉，我潑你冷水了。可這的確就是未來你會遇到的問題。與其在開始執行之後因此困擾，不如一開始就解決問題。

別忘了，我們這一次減肥可是打算用 300 天完成的，也就是說，你訂下的運動目標，關係到未來幾百天的生活狀態。那麼你拿什麼保證，這個目標能夠長期持續呢？我指的「長期」，意思是明年這時候，你還能夠每天執行這個運動計畫。

我知道，你完全可以馬上換好運動裝，完成今天的運動計畫。可我們已經來到了 Chapter 5，所以不要再告訴我，你有決心、有信心、有強大的意志力了。過去無數次的減肥經歷早已證明：意志力可以完成一兩天的既定目標，但很難長期持續。當然，我必須再說一次：堅持不下去，並不是你的問題，而是瘦身計畫本身的問題。

我們在確立瘦身計畫的時候，為了盡快實現目標，往往會優先考慮速度和效率，而忽略了自己真實的行動力，或者說把一切交給了意志力。問題是，你的計畫假定的是你在理想狀態下的目標——比如一個精力充沛、元氣滿滿的週日早上，你當然不介意做點運動。而實際的情況是，你總會遇到各種阻礙，別說每個月總有那麼幾天了，每個星期都有那麼二三四五六七天，你的狀態是不符合預期的。

想像一下今天加班到晚上八點，晚飯都還沒吃，累得要死，回家可能還一堆事……又或者今天約了朋友出去，到家已經十點多了……這些情形下，你的運動、閱讀、寫作、學習等目標還能完成嗎？

我們過去設定的目標，往往就是因為遭遇各種糟糕的、不理想的狀態，拖延一天、兩天，直到最後不了了之的。也就是說，**運動計畫能否長期持續，關鍵在於在你狀態最差的情況下，你是否能夠執行，是否想要去執行。**

所以你需要的是一個心理上不抗拒、執行難度低、所需時間短，以及不需要堅持的目標，總之就是在任何糟糕的狀態下，都可以輕鬆完成的目標，也只有這樣的目標，才能確保你的運動計畫長期持續。

伽利略的實驗告訴我們，每當你覺得難以前行時，就把阻力降低，也就是說，把你的每日運動計畫進一步縮小，小到可以輕鬆地完成，就可以有效提升可持續性。其實，不做任何需要堅持的事情，也是完全可以減肥成功的。

2 ▸ 舒舒服服地減肥，是我的底線

是時候講講我的故事了。

我從小就一直比較胖。看著自己鼓起來的肚子，我也會自卑，也很想瘦下來，但從沒成功過。和無數人一樣，我也看過很多減肥方法和瘦身計畫，但要嘛方法太難，要嘛沒動力去做。

就這樣，在無數次減肥失敗以後，我不想再減肥了。我開始接受自己是一個「胖子」，然後以一個「胖子」的身分開心地生活。

當然，如果有一種魔法可以讓我下一秒就變成一個「瘦子」，我肯定會選擇做一個「瘦子」，畢竟誰都喜歡擁有更好的身材、更好的體能、更好的外貌，但是我知道一切都太難了。

我是那種如果認定一件事情超出自己能力範圍之後，就接受現狀，不會再為之努力（至少不會做同樣的嘗試）的人。對於各種減肥成功的逆襲故事，我並沒有太多感覺。我並不是一個上進的人，「努力堅持減肥」對我來說，就像是眼前有一個工作機會，可以把收入提高 10 倍，但條件是每天只能睡一兩個小時……我會覺得，好吧，我現在過得也還不錯，不是非得拿那麼高的薪水。

所以與其糾結每天的飲食，強迫自己去做短期內根本看不到成果的運動，我決定開始接受自己是一個「胖子」，然後開心地生活。周圍的人開始叫我「胖哥」，主管叫我「陸胖」，作為一個內向且慢熱的人，那是我相當有自信的一個人生階段。

不過，胖這件事，還是帶來些許不便的。

我從很小的時候就有較為嚴重的腰部慢性損傷，久坐、久站之後，腰都會疼痛。隨著體重進一步增加，我腰部的負擔變得更重，走路的時間稍微久一點，腰就會不舒服。其實，我自己並不太在意，因為這麼多年的肥胖經歷讓我早就清楚自己的體能狀態了，走不動就不走了。但當跟朋友一起出門的時候，麻煩就大了。

我到現在還記得，很多年前我跟朋友結伴去香港的時候，幾天的行程走下來，已經讓我的腰疼痛不已。最後一天我們決定去海港城逛街，還沒到中午，我的腰已經痛得沒法走路，站也痛，坐也痛，整個背部幾乎麻木了，只能慢慢地走，走兩步還要停一下，同行的朋友只能等我。後來我們找到了一處戶外的休息區，我坐在那邊，覺得自己是個累贅。

這件事對我打擊特別大，因為我很不喜歡麻煩別人，更不能接受自己拖累別人。這是我第一次意識到自己的身體狀況是個問題，但還不足以給我很強的動力去減肥，我也不認為減肥能夠解決腰部的問題。

我家裡有一個電子秤，但自從電池沒電後，我就再也沒用過它。有天我老婆想要量個體重，就更換了電池。我帶著一絲好奇，也走上了體重機。

雖然我已經接受了自己是個「胖子」，但當體重機上的數字接近 100（公斤）的時候，我的心底還是有一絲震撼的。我意識到我必須得做點什麼了，至少，要讓自己的身體素質變得好一些，不再成為一個累贅。

過去我嘗試過少吃點，管住嘴，可是越是要管住嘴，越是想吃。我甚至也動過吃代餐的念頭，但在那個年代，代餐實在太貴了（現在更貴了）。當然我也想過去跑步，可是跑步對我來說真的太難了，我曾堅持跑過兩個月，但並沒有什麼成效。

總而言之，我很清楚自己當時的情況不允許我透過傳統的減肥方式瘦下來，我沒能力管住嘴，更沒能力邁開腿。於是開始減肥前，我就訂好了規矩：只做自己能做到的事情，不做任何不想做的事情，特別是在飲食方面，絕對不委屈自己。

我甚至沒有任何減肥目標，或者說我唯一明確的目標就是——不做任何內心抗拒、需要堅持的事情。我覺得自己並不是非得瘦下來，而且客觀來說，接近 100 公斤的體重在我看來也的確很難減下來了，我只想稍微強壯一些，改善體能狀態，盡量不拖累其他人，所以，舒舒服服地減肥，是我的底線。

當時我想到了十幾年前買過的一本書，叫作《清晨 8 分鐘》。書中提出一套運動計畫，每天只有兩個動作，基本幾分鐘就可以完成。我決定從它入手，每天只做這些簡單的動作。

偶爾心情好，我會多做一些，但絕不把更多的運動量當作目標。我很清楚，這是超水準發揮，僅僅是因為我今天想多做點，說不定明天很累，很疲憊，就不想做這麼多了。保持這樣舒舒服服的狀態，想做就做，能減就減，減不掉，至少我的身體素質會好一些。

結果是，這樣極少的運動量、輕鬆的過程、不強迫自己的狀態，讓我第一次把減肥這件事持續了一個月、兩個月、上百天……300 天，我第一次瘦身成功了。具體的方法我們會在後面的章節講到。此時此刻我想告訴你的是，**減肥成功的關鍵，並不在於運動強度有多大或每天能少吃多少，而在於你可以把這件事持續多久。**

我看過很多人傳來的減肥經歷，我由衷地佩服他們曾經做到的事情，拋開是否健康有效，能夠做到長期節食或是堅持每天運動 1 小時的人，意志力絕對是高於平均水準的。如前文所說，我是個不喜歡逼自己的人。正在看這本書的你，不論是意志力還是執行力一定都在我之上，所以我能做到的事情，你也一定可以做到。

並且，你減肥的客觀難度，也一定比當時接近 100 公斤的我要低得多，所以你一定也可以瘦身成功——前提是，把減肥持續到底，持續到你瘦下來的那一天。而一切的關鍵在於，不做任何自己不想做的事情，把減肥的過程變得盡可能簡單，讓自己能夠長期做下去，就像每天刷牙一樣。

我瘦下來之後，幾乎是第一時間在知乎分享了我的完整理念和方法，後來又編排了一個每日運動計畫，分享在「樂天瘦身」微信公眾號。我的運動計畫很簡單，每天只需要幾分鐘即可完成。隨後我收到大量的回饋留言，說感覺很不錯，很久沒有持續運動這麼久了。也有人把它當作一種新的減肥方式去嘗試，認為我的運動計畫太簡單了，於是又自己增加了很多運動項目，並且配合了飲食的控制。但一段時間以後，他們告訴我打算從頭開始……

其實，重點並不是我的運動計畫本身，而是讓運動長期持續的一種策略。過往我們一次次減肥失敗，是因為運動量不夠嗎？恰恰相反！看起來很不錯的運動計畫，往往難以持續。正當我在思考如何讓人們徹底接受「少就是多」的時候，我看到了一位朋友傳來的留言回饋，說我的理念跟《微習慣》一書很像，於是我馬上讀了這本書，我發現作者比我「極端」多了。

最初他也是經歷過無數次減肥失敗，和我一樣，他選擇了「不再堅持」這條路。不同的是，他給自己設定的每日運動目標，比我還要小得多。他的目標僅僅就是：每天完成 1 個伏地挺身。

最終他減肥成功了，還把這種策略應用於生活，改變了無數人的生活方式。講到這裡，聰明的你應該發現了，其實在 Chapter 2 中我們的當日閱讀目標，就使用了這個策略，並且我敢說，對於很多沒有閱讀習慣的朋友們，這段時間每天的閱讀量會比平常高出很多。

3 ▸ 少就是多

如果你現在的每日運動目標，連門都不用出，僅僅是完成 1 個仰臥起坐，是不是超級簡單？事實上你現在就可以馬上做 1 個仰臥起坐，然後再往下看。我知道，你會說：「這樣的目標我當然可以完成，但這怎麼能減肥呢？」

你似乎已經忘記「目標」存在的意義了——目標就是用來完成的。透過不斷地完成目標，創造成就感，讓人感到快樂，才是它存在的意義。那些難以完成的目標，只能叫作「挑戰」，就像基普喬蓋挑戰馬拉松跑進 2 小時一樣。

作為減肥的「業餘選手」，我們的目標就只是減肥成功。**減肥裡不需要存在挑戰，也沒什麼好挑戰的，具體到每天的運動目標，就該是實實在在的，觸手可及的。**你運動的目的並不是消耗更多卡路里，也不是完成特定的時間、距離、組數，運動的核心目標有且只有一個——讓自己每天都能去運動，享受運動。

我當然知道，從結果的角度講，在健身房練 1 個小時，肯定會比在家完成 1 個仰臥起坐要好。問題在於，你不可能每天都去健身房，也不可能每天都在健身房練 1 個小時，而你每天都可以在家完成 1 個仰臥起坐。甚至晚上睡前，躺在床上都可以完成。

單純作為目標來說，「每天在家完成 1 個仰臥起坐」必然要比「每天在健身房練 1 個小時」完成起來更加輕鬆，也能夠持續更長的時間。

上一章我們聊過減肥的主觀難度，當人們想完成一個很複雜、很辛苦的目標時，會預先在大腦中評估這件事的難易度，如果很難，則會抗拒，完成這件事也就需要意志力的協助。

如果把目標變得很小、很簡單，那麼你的大腦會覺得去做一下也沒什麼，減肥的主觀難度就得以大大降低。這聽起來有點像在「作弊」，事實上你就是要欺騙大腦，用一個小到可笑的目標繞過大腦的防備，讓你能夠行動起來，去執行一件事。

當你不想做 1 個仰臥起坐，或者完成起來很吃力，那麼你可以讓自己平躺下來，微微捲曲身體，感受到腹部用力，就可以了。你也許會感受到腹部肌肉的緊繃，感覺還不錯，那麼就讓自己多持續一秒鐘看看？如果做了一下覺得也沒什麼，那麼再做一下試試？就是這樣「連哄帶騙」地讓自己輕輕鬆鬆地完成了今天的運動計畫，甚至做了更多的組數。

長期持續一件事的關鍵，在於它本身要夠簡單，而我們能做的，就是盡可能降低它持續執行的阻力。現在我們再回想一下本章開頭你寫下的每日運動目標，顯然它不足以長期持續下去，我們需要結合自己的實際行動力，讓它更小一點，更可行一點。

方法很簡單：把你的目標縮小到原來的百分之一，或者說最小的一個單位就可以了。比如你每天計畫跑步半小時，現在就只是每天跑步 1 分鐘。每天想做 8 組力量訓練，現在就只是選個動作，完成 1 次。

我知道，這看起來很可笑，甚至難以接受。但這樣的目標，你就很難拒絕了，不是嗎？這就是你的新目標，也是你實際可持續的，不論任何時候都能夠完成的目標。在《微習慣》一書中，把這樣經過縮小後的目標叫作「微目標」。

做一件事最難的部分，往往是「啟動」的過程。就拿跑步來說，跑起來以後，從第一公里到第二公里的過程並不難，甚至越跑越輕鬆，真正難的部分是你決定現在、立刻、馬上換好衣服，穿上跑鞋走出門。

牛頓第一定律告訴我們：任何物體都要保持等速直線運動或靜止狀態，直到外力迫使它改變運動狀態。當你靜止的時候，需要一個外力才會開始改變靜止的狀態。而當你開始運動之後，便很容易保持這個狀態。

同理，在開始做一件事之前，完成它的阻力是最大的。設定微目標，降低了開始一件事的阻力，以及我們心理的壓力和抵觸。我相信你在使用每日閱讀微目標看這本書的時候，也會有這樣的感受——雖然目標僅僅是看一句話，但你通常會主動想看更多，並且過程也不會感到難受。

微習慣，更多來講，是一種策略，而不只是設立一個微小的目標。理解這句話很重要。

4 ▸ 這點運動有用嗎

你心裡肯定在想，完成這種目標當然沒問題，可是這點運動怎麼減肥？

其實，制訂每次運動半小時、1 小時的目標，然後三天打魚兩天曬網，真的不如每天運動幾秒鐘有意義。並且，做 1 個仰臥起坐，就有做 1 個的效果。更何況，運動的瘦身效果跟單次運動時間的關係，並沒有我們想像得那麼大。保持每天運動的狀態，才是最重要的。

此外，這只是你的目標。如果你完成了 1 個仰臥起坐，還想再做 1 個，甚至再做 10 個、20 個都可以，**目標只定義你每天運動的下限，而並非一個限制，你隨時都可以超額完成。**

明白了嗎？你的目標很小，但它不是一種限制，沒有任何人、任何事可以阻礙你超額完成目標。這是一種有效的策略——既保證了可持續性，還會激發人的積極性。想想每天都能完成目標的快感，再想想幾乎每天都能夠超額完成目標的成就感，是不是很妙？

正如上一章所說，因為我們擁有無窮盡的時間，所以一個小的瘦身計畫，也能夠讓我們最終減肥成功。所以讓自己保持前進的狀態，讓運動計畫可持續，才是最重要的。

設定微目標，就是把你原本的目標縮減到 1%，比如做 1 個力量訓練，看書中的一句話，等等。你可以盡情地嘲笑這樣小的目標，但反過來想，你也沒有任何理由不去完成它。**當你的目標夠小，內心不再抗拒，輕易地開始執行之後，也往往會選擇繼續下去，而即便你就此停下，也對你養成運動習慣推進了一步。**

微目標本來就是要小到可笑，簡單到讓你無法拒絕，也只有這樣，才能確保你在任何狀態下都能完成它，讓它得以長期持續。

設定微目標的好處是：

1. 每天的目標雖然小，但完成之後的確會帶來改變；

2. 每天的微目標會變成一種習慣，讓每次開始的阻力越來越小；

3. 你不會體會到無法完成目標的挫敗感，反而會透過完成目標甚至超額完成目標得到正向激勵。

試想一下，如果每天的目標只是做 1 個伏地挺身、深蹲或其他動作，最糟糕的結果就是你沒有超額完成目標。而你沒能完成當天的目標，不是因為你意志力差，而是目標還不夠小。解決方案也很簡單：進一步縮減目標。

你永遠不應該在微習慣策略中感到挫敗和失敗，微目標只有「完成」和「超額完成」兩種結果。在執行微目標的過程中，你真正需要注意的並不是只完成微目標本身對減肥有沒有用，而是要警惕頻繁地「超額完成」。

如果你經常超額完成，你的大腦會暗自提高對「完成」的定義。比如你的目標是做 1 個仰臥起坐，但你往往最終都做了 1 組，甚至更多組，一段時間後，你心中對微目標是否完成的定義，會悄悄從 1 個變成 1 組。意味著如果你沒有完成 1 組，你就認為目標沒有真正完成——這是我們應該避免的。

一定要明白：**過小的目標不會阻礙你完成任何事情，不去行動、無法長期持續才是你的阻礙。**

完成當天的微習慣也足以培養你運動的習慣，改變你的生活方式。

用多餘的精力去超額完成目標，但不是制訂更大的目標。

當你發現自己完成基礎目標後，沒有最初那種成就感時，就要再次提醒自己：你的目標只存在 1 個。每天完成微目標，本身就是一項壯舉。如果你沒有經常超額完成，不用擔心，更不用灰心。誠實地說，你本來就沒那麼愛運動，不是嗎？

你的目標從來都不是超額完成，你的目標就是基礎目標，僅僅完成每日的基礎目標，就足夠了，而且可以說是了不起的成就了。再小的微目標，實際上都是你克服了重重阻力，才得以完成的。（想一想，我們從來就不需要把微習慣的策略，用在喝水、吃飯這些事情上。）決定展開瑜伽墊，或是換上跑鞋，就已經戰勝了過去的你。所以，不論是否超額完成，都要去慶祝每一次微目標的完成，享受完成目標後的成就感。

5 ▸ 行動起來

至此，你掌握了一種可以讓運動目標輕鬆完成，同時讓運動計畫長期持續的策略，也許你已經在規劃自己的運動微目標了，在此之前，還有幾點需要注意。

首先，微目標一定是以「每天」為週期的，每天完成微目標，也有助於習慣的養成，而且不容易輕易中斷。你不需要每週安排休息日，因為每天的微目標完成起來根本不吃力，而且也不會成為生活中的負擔。如果會，那麼就進一步簡化目標。

其次，微目標的內容要足夠具體，如果你想讓自己多運動，每天的目標不應該是「去運動」，而是具體的項目及數量，比如「做 1 個捲腹」。

最後，微目標的策略當然可以用於日常的生活，我想如果你一直在完成每日閱讀微目標，應該也能體會到其中的神奇之處吧。需要注意的是，你同時進行的微目標最好小於三個，對於現階段來說，或者說在減肥成功之前，我都不建議你設置其他微目標。你的精力有限，較少的微目標會讓你更有可能超額完成，更有助於長期執行下去。

我知道，你現在一定信心滿滿地想要設定自己的第一個運動微目標了，畢竟看這本書是為了減肥嘛。不過，我希望你暫且放下這個想法，我會在 Chapter 7 詳細聊到與運動相關的內容，在此之前，我先幫你設置一個運動的微目標吧——**每天完成 1 個捲腹。**（你可以上網搜尋一下這個動作的要領和圖例，注意它跟體育考試裡的仰臥起坐不一樣。）

那麼現在，你就可以馬上完成今天的微目標——做 1 個捲腹了。完成之後，再閱讀下面的內容吧！你當然可以做更多，但永遠記住目標本身就是做 1 個捲腹，也就是說，當你做完 1 個捲腹的時候，今天的微目標就已經圓圓滿滿、完完整整、確確實實地完成了。在此之後完成的數量，都是對微目標的超額完成，都是偉大的壯舉。

如果你覺得沒有任何動力去完成微目標，甚至覺得抵觸，覺得這是一種生活的負擔，一定不要想「這麼簡單的目標都沒法完成，我真沒用！」你要做的，是進一步縮小目標。

比如你今天實在不想做捲腹，或者捲腹對你來說完成起來有些難度。那麼就把做 1 個捲腹改成：每天找個瑜伽墊躺平，做好起始動作。或者換一個你能夠完成的類似動作，比如（半）深蹲、靠牆靜蹲等。

記住，你的微目標應該是每天都可以輕鬆完成的目標。這意味著哪怕一天無法完成，或者覺得今天該休息一下，都說明你的目標還不夠「微」，此時你應該進一步縮小目標。一定要相信微目標的魔力，還有大腦的神奇。哪怕你每天的目標僅僅是做個姿勢，總有一天，你會想去完成這個動作，而且相信我，這一天來得一定比你想的要早很多。

也許你的自尊心和信心會告訴你，這太「白痴」了，怎麼可能需要分成這麼小的目標。但別忘了，每一個重大的成就都來自一個微小的步驟。一個小到可笑的目標並不影響你的雄心壯志，更不會拖累你的瘦身進度，它只是你每天完成的下限。

正如《微習慣》一書的作者所說：「推進一件事發展的是你的行動，哪怕只是 0.01%的完成度，都大於 200%的決心和信心。」

在執行微目標的過程中，定期評估一下：完成每天的微目標是否是一種負擔？做起來是不是超級簡單？一旦你覺得有一絲負擔，那就毫不猶豫地把目標再一次縮小。

6 ▸ 追蹤微目標

從能力上來說，這樣簡單的目標如果沒能完成或者沒能持續下去，幾乎是不可能的——沒有不能完成的微目標，除非它還不夠小。但在實際執行過程中，每天的微目標的確還是有一定可能中斷或沒能持續下去。原因並不是它不夠簡單，而是我們忘記了。

所以你需要設定一個提醒，思考一下一天之中你比較空閒的時段，或者說完全屬於自己的、不會輕易被其他事情干擾的時段（比如早上起床後），在手機上設置一個每日提醒，然後準備一本筆記本，還記得我們在 Chapter 2 的閱讀目標紀錄嗎？現在你需要增加運動微目標的紀錄。

在日期、閱讀一欄下方，寫下「運動」，然後用打勾代表完成，用星形代表超額完成。當然你可以記錄超額完成的具體數量，甚至多畫幾個星形、驚嘆號來自我鼓勵（我就是這麼做的）。

每天完成微目標之後，都在筆記本上記錄一下，還可以順便記錄一下清晨的體重。記錄體重的目的僅僅是讓你更瞭解它的波動，獲得誤差更小的數值，然後在未來收穫成就感。你的體重並不會因為開始執行微目標而獲得迅速可見的下降，別急，慢慢來，我們有 300 天呢。如果你很容易被體重波動影響，則跳過體重的記錄。

目前你每日的記錄項目是：

日期：＿＿＿＿＿＿＿＿＿＿＿＿＿＿＿＿＿＿＿＿

閱讀：＿＿＿＿＿＿＿＿＿＿＿＿＿＿＿＿＿＿＿＿

運動：＿＿＿＿＿＿＿＿＿＿＿＿＿＿＿＿＿＿＿＿

（可選）體重：＿＿＿＿＿＿＿＿＿＿＿＿＿＿＿＿＿

你完全可以把冒號前面的文字去掉，只是單純地按照格式寫下記錄的內容，微目標的專案可以縮寫成一個英文字母，比如閱讀用 R 表示，運動用 S 表示，然後按完成情況打勾或者畫星形，如果超額完成，就寫下具體的數量。反正，怎樣簡單就怎樣做，你自己看得懂就夠了。簡單的格式大概是這樣：

2021.2.16

R　　看了一小節哦！

S　　做了捲腹，腹部發力的感覺還不錯！

100 公斤

我強烈建議你使用實體的筆記本和筆記錄這些內容。儘管現在有很多設計精美的 App，但當你拿起手機，面對讓人眼花繚亂的社交、娛樂 App 時，相信我，你多半沒有任何慾望和動機開啟那個用來記錄你減肥相關內容的 App。

把實體的筆記本放在你平時能看得到的地方，你會偶爾拿起來翻閱。而一個 App，在你打開它之前，永遠都只是一個圖示。我當時就是用實體筆記本完成運動規劃以及情況紀錄的，還有體重、飲食等部分，都用它做了紀錄。我到現在還留著那個筆記本，這會是一個實實在在的紀念品。去挑選一本你喜歡的筆記本，開始記錄吧！

Chapter 6

像刷牙一樣去運動

你一定已經無法意識到，刷牙這件事有多枯燥了。

特別是如今這個時代，

刷牙意味著眼睛要從手機螢幕上離開，

在浴室度過人生中一片空白甚至毫無意義的幾分鐘……

但即便如此，我們依然會每天刷牙。

運動為什麼不能像每天刷牙一樣？

帶著這個問題，往下看吧。

1 ▸ 你為什麼要刷牙

你為什麼每天都會刷牙？你也許會列舉出很多刷牙的好處或者說這是牙醫的建議，但這只是你「要」刷牙的「官方說辭」，坦白說，除非牙齒遭遇病變，沒有人刷牙是為了保護牙齒。大多數人刷牙並沒有太強的目的性，更多是因為如果不刷牙，會覺得少了點什麼，甚至渾身難受，難以入睡。

刷牙是絕大多數人每天都要做、不做就會難受的事情，而且最重要的是，這件事從來不需要堅持，不需要動用意志力。最根本的原因是，刷牙已經成為一種習慣，你「想」去刷牙。

習慣，可以使一件事情變成你每天都去做的日常行為，心裡不會有抗拒。而堅持的事情，必然是你不想去做的。依賴意志力，當然可以讓你做原本不想去做的事情，但最終能夠堅持多久，完全取決於意志力的庫存，當意志力耗盡，你依然會回到原本的行為模式。

此外，停止一件正在堅持的事情，你會覺得鬆了一口氣，因為這本來就不是你的慣常行為，而停止一個習慣，反而比繼續下去要難。我到現在還記得，高中時在同學家過夜，因為沒有多餘的牙刷，我就把牙膏擠在手指上刷牙……

如果一個行為養成習慣，我們的日常狀態就已經是「理想狀態」了，不需要維持，也不需要動用意志力，如表 6.1 所示。

表 6.1　習慣 vs 堅持

	動機	內心意願	停止行為後感受	可持續時間
行為	習慣	想去做，主動執行	不舒服、不習慣	長期
	堅持	不想做，被動執行	舒服、解脫	取決於意志力存量

既然過去無法把減肥堅持到底，不妨換個思路，不再努力「堅持減肥」，而是試著「把減肥養成習慣」。把持續減肥的動力，從意志力改變為慣性。那麼如何養成習慣呢？或許我們能從刷牙中獲得些許啟示。

2 ▸ 如何養成刷牙的習慣

刷牙並不是一項與生俱來的行為，而是人們後天習得，並成功養成習慣的一件事。

對於嬰幼兒來說，父母培養他們刷牙習慣的過程大概是這樣的：起初只是做做樣子，買一種套在手指上的模具當作牙刷，然後讓寶寶張開嘴巴，在牙床上簡單刷兩下就足夠了，甚至不需要牙膏（其實也沒有幾顆牙齒可以刷），只要讓孩子知道每天早晚我們需要做這件事。

隨著牙齒一個個長出來，就可以把手指牙刷換成兒童牙刷了；

再大一點，可以加入兒童牙膏；最後才告訴孩子要刷哪些位置，讓他們嘗試獨立完成刷牙。

小孩子是聽不懂那些不刷牙的種種後果的，他們只知道我現在要吃糖果，只想現在馬上吃到糖果，至於以後會不會蛀牙、牙齒會不會變黃……管他的呢。如果一開始就逼迫小孩子學會大人標準的刷牙方式，他們必然會抗拒。（天知道讓一個低齡的孩子乖乖配合是多麼困難的一件事。）事實上，孩子能夠接受把嘴巴張開，讓一個莫名其妙的小棍子伸進嘴巴裡摩擦牙齒，已經很棒了。

在嬰幼兒時期，小孩子肌肉的力量、身體的協調能力、認知能力，都不足以按照大人的預期去完成一次正經八百的刷牙。所以當大人試圖教小孩子學會刷牙的時候，一定要結合他們當下的能力，在他們接受的範圍內，使他們完成刷牙行為。

從小孩子學習刷牙的過程，可以得到的啟示是，**把一個新行為變成習慣，需要：結合目前的實際能力和接受度，盡可能減少阻力、降低難度、多次重複。**

把減肥計畫變成習慣，操作的方式也是一樣的：結合實際的執行力，把減肥的阻力盡可能降低，定期重複。比如上一章講過微目標策略，就可以有效地用在習慣養成上。

但這還不夠。

我們家的洗衣籃經常是堆滿了才會有人把衣服拿去洗，不管是我還是我老婆，如果完成了這件事，一定會跟對方宣告：「我今天洗衣服了哦！」然後另一個人一定會調侃一句：「說的好像跟你親手洗的一樣，不就是放進洗衣機嘛！」

感謝科技的發達，我們再也不用在池塘邊用木棒拍打衣服了。如今洗衣服這件事真的太簡單了，洗衣機會搞定一切，人們所要做的只是把衣服扔進去。但在我家，除非兩個人都沒有衣服穿了，或者洗衣籃已經再也堆不下了，不然誰都不會主動去洗衣服。

把衣服放進洗衣機很簡單，可是之後還要倒洗衣精、殺菌液，等衣服洗完了，還得放進烘乾機或者掛在晾衣架上，衣服乾了以後還要收納到對應的衣櫃裡……

不想洗衣服，不是因為洗衣服的過程不夠簡單，而是整個過程沒有什麼值得期待的，洗完衣服也沒什麼值得開心的，只是一個枯燥無味的任務。我們只會因為「再不洗衣服就沒衣服穿了」、「衣服再堆在籃子裡就要發臭了」、「昨天的衣服已經在烘乾機裡放一天了」之類的原因，被動地去做這件事。

這跟刷牙好像又不太一樣：人們早晚刷牙，並不是因為今天如果不刷牙，牙齒會馬上變黑或蛀掉，僅僅是因為人們主動想要完成一次刷牙，更重要的是，不刷牙的話會不舒服。相比之下，我不會主動把衣服放進洗衣機，即便晚一天洗衣服，也不會難受，甚至還會因為又成功拖延了一天感到開心……

所以，再簡單的事情，如果內心不想去做，也難以養成習慣。鑑於如今每個人都已經有早晚刷牙的習慣，我們不妨看看這一習慣的「締造者」——牙膏廠商，是怎麼做的。

3 ▸ 牙膏廠商的「套路」

人們普遍使用牙膏刷牙、養成每天早晚刷牙的習慣，不過是近幾十年來的事情，這背後有政府及衛生組織的宣導，更離不開牙膏廠商的「努力」。

如果要你寫一個牙膏的廣告，你會怎麼寫呢？在我兒時的記憶裡，電視上的牙膏廣告大部分都跟「預防蛀牙」有關，我到現在都還記得那句宣傳口號：「我們的目標是——沒有蛀牙！」當時在中國銷售的牙膏品牌，甚至成立了一個名叫「全國牙防組」的非官方組織來宣傳和認證牙膏的防蛀效果。總之，一切牙膏的宣傳都圍繞著防止蛀牙的效果。

我的牙齒一直都很好（謝天謝地），如果不是為了拔兩顆水平阻生智齒，我這輩子應該都不會跟牙醫有任何交集。所以，電視上描述的那些蛀牙造成的種種問題，對我來說太遙遠了，我完全沒有動力為了「避免蛀牙」而刷牙。就像所有人都知道各種肥胖的危害，但除非它真的危害到身體，造成嚴重的疾病，否則沒有人會真正為了健康而減肥。

我們這代人會刷牙，很大一部分原因是生在一個家庭成員已經有刷牙習慣的年代。如果時間退回到一個世紀前，刷牙的人是極少的，自然也就沒什麼人購買牙膏。在那時的大環境下，一個新興的牙膏品牌要如何突出重圍呢？克勞德・霍普金斯就面臨了這樣一個難題。

克勞德·霍普金斯是誰？這麼說吧，奧美廣告創始人、「廣告教父」大衛·奧格威說:「如果不把克勞德·霍普金斯的書讀過七遍，任何人都不能夠去做廣告，這本書改變了我的一生。」所以按照輩分來說，克勞德·霍普金斯是廣告界的「祖師爺」，而這樣一位廣告界大佬，最初對於牙膏推廣卻是拒絕的。

霍普金斯在《我的廣告人生》一書中自述，當時他的一位多年老友，結識了一個配製出牙膏配方的人，這位朋友認為牙膏是一個商機，所以想要找霍普金斯做推廣。但一開始他是拒絕的，因為他不知道如何向公眾推廣這種東西。我猜，在那個年代，推廣牙膏就像推廣一款藥物一樣，而且是……治不了任何病的藥物。此外，他的朋友還堅持把牙膏的售價定為 50 美分，也就是當時市場上其他牙膏售價的兩倍。

當然，霍普金斯最終還是接下了這款牙膏的推廣。在他的書中關於這個案例的章節裡，第一句話是這麼說的：「我職業生涯至今最成功的案例，就是推廣白速得牙膏。」

在那個全美使用牙膏刷牙的人口百分比只有個位數的年代，人們壓根沒有購買牙膏的慾望，而當時市面上的牙膏品牌，一直在廣告中展示如果忽視預防的後果、蛀牙的危害，試圖透過「恐嚇」消費者達到推廣的目的。

霍普金斯說，預防性的產品或措施往往並不受歡迎，特別是類似牙膏這種用於提升個人衛生品質的產品（即便是一百年後的今天看來，也是如此）。因為人們很少思考如何避免災難，大家的目標總是事業更成功、婚姻更幸福、外表更美麗以及生活更快樂，所以會本能地排斥可能遭受的懲罰，而更傾向於看到能夠獲得的獎賞。所有人都會不惜一切代價治癒疾病，但很少有人會真正採取行動來預防它。人們缺少的，是一個更好的、使用牙膏刷牙的動機。

霍普金斯翻閱了大量的專業文獻，在枯燥無味的文字中，他發現了一個「牙菌斑」的理論，於是打算以此作為切入點，宣傳這款牙膏可以趕走牙菌斑。廣告語是這麼寫的——「只要用舌頭舔舔你的牙齒，你就會感覺到一層垢膜。它令你的牙齒看起來顏色不佳並引起蛀牙。」

透過這樣的文案，引導人們用舌頭舔舔牙齒，消費者感覺到了所謂的牙菌斑，於是在刷牙的過程中，人們第一次能想像自己在消除、對抗那些有害牙齒的東西。

霍普金斯還做了一個廣告：並排放了兩張圖片，左邊是一位元美麗的女性，微笑著露出漂亮、白淨的牙齒（那個時代的廣告是黑白的，所以我只能假設她的牙齒一定是潔白的），右邊是同一位女性，正在睡覺;兩張圖的中間有一行字——「不論你是醒著還是熟睡，牙菌斑都在把酸性物質附著在你的牙齒上，腐蝕你的牙齒」。

霍普金斯大肆宣傳「牙菌斑」的概念，讓消費者有了一個實實在在的、能用舌尖感受到的「敵人」（實際上這是完全正常的口腔狀態），並且使人堅信使用了這款牙膏，就可以趕走這些惱人的東西。

此外，透過分發了不同賣點的優惠券，霍普金斯很快獲悉人們更關注牙膏的美白效果，於是他寫下了這樣的文案——「注意到了嗎？周圍那麼多人擁有漂亮的牙齒。千百萬人正在使用牙齒清潔的新方法。哪個女性希望她的牙齒上有暗沉的垢膜呢？白速得牙膏能趕走垢膜！」

刷牙是一個很簡單的行為，但在很長一段時間裡，人們並沒有養成刷牙的習慣，原因在於刷牙這件事實在讓人產生不了多少熱情和動力。霍普金斯推廣的這款牙膏後來暢銷世界50多個國家，美國刷牙人數在十年間成倍數增長，很大一部分原因是，霍普金斯透過廣告給了大眾一個更好的、更正面的刷牙動機。人們開始刷牙，不是為了避免蛀牙，而是為了清除用舌頭舔到的牙菌斑，為了讓牙齒變得更白、更漂亮——刷牙是為了讓自己變得更好，而不是避免口腔健康變得糟糕。

不過，即便是霍普金斯推廣的牙膏，其美白效果也不可能是立竿見影的，人們不斷回購牙膏，還有另一個原因。

4 ▸ 牙膏的祕密

假設你在刷完牙之後突然失憶了，那麼如何確定你剛才刷牙了沒呢？這很簡單，只需要哈一口氣，聞一下是否有薄荷的味道，或者直接感受一下嘴巴裡、牙齒間隙是否有那種清新的感覺。

事實上，這種清新感並不源自牙膏的主要成分。提供清新感，也不是牙膏的本職工作。牙膏的主要成分是摩擦劑和表面活性劑，它們可以更有效地清潔牙齒，這也是牙膏最重要的作用。

有人說，霍普金斯推廣的那款牙膏，特別加入了檸檬酸、薄荷油等成分，而當時極少有廠家會這麼做。很難考證這是不是霍普金斯的創舉（至少在他的自傳裡沒有提到這件事），但是，如今市面上絕大多數牙膏都有這類成分。

人們在使用牙膏之後，會感到口腔清新，而且在舌頭和牙齒上會保留一種清涼的刺激感，消費者以此判定自己的牙齒是否刷得乾淨，或者牙菌斑有沒有被清除。

我身邊有不只一個朋友，自從用過漱口水之後，就極少刷牙了。他們認為，使用漱口水跟刷牙是「一樣的」。因為，漱口水提供了類似牙膏的清新感，讓人覺得自己的牙齒已經刷乾淨了（當然實際上並沒有）。其實我們的口腔衛生狀況，跟清新感並沒有直接的關係，但這種清新感讓我們覺得所有異物、細菌、食物殘渣都一掃而淨，整個口腔達到了一種前所未有的「乾淨」狀態。

最重要的是，一旦嘗試過這種感覺，我們會排斥飯後口腔裡的乾澀、黏稠感，開始主動渴求那種清新的口腔狀態，並且認為在清晨、飯後、睡前，只有口腔裡保持那樣的狀態才是「對的」。如果沒有獲得這樣的感覺，就少了點什麼，渾身不舒服。此外，為了維護這種狀態，刷完牙之後，如果餐桌上還有忘記吃的水果、零食，也會猶豫一下，最終很可能不再去吃了。

牙膏中提供的清新感，讓人們覺得牙齒刷乾淨了，人們喜歡刷完牙之後的口腔狀態，於是認為——刷完牙，感覺很好。因為刷牙能夠帶來這樣的結果，所以人們才會去主動刷牙。

清新感，從習慣形成的模式上來說，實際上是一種「獎賞」。當人們開始預期「獎賞」的時候，習慣就形成了。當獲得的獎賞越多，人們就越是對執行一個行為充滿期待。

由此，刷牙習慣的養成大概是這樣一個過程：刷牙可以美白牙齒、清除牙菌斑（正面動機）→刷牙很簡單（執行阻力小）→刷牙後口氣清新，感覺很好（獲得獎賞）→放大刷牙後的好感覺→再次想要刷牙（渴求獎賞）→多次重複→形成習慣。

伽利略告訴我們，把各種阻力減少到趨近為0，可以讓汽車永遠保持前進的狀態。借助微目標的策略，我們可以有效降低減肥的阻力。一個正面的動機會讓你更想去做一件事，而當你嘗到甜頭，發現獎賞（比如清新感），便會產生一種對獎賞的渴求，於是有了一個向前的額外動力。最終，透過多次的重複，習慣的封閉循環就形成了。

正面動機→輕鬆執行→獲得獎賞→強化獎賞→預期獎賞→多次重複→形成習慣。

這看起來很簡單，可是為什麼我們的運動計畫難以養成習慣呢？

5 ▸ 動機錯了！

把一個新行為變為習慣，首先需要降低執行阻力，把它變得盡可能簡單；然後要創造一個正面的動機，讓人們有動力去完成它；最後，是創造一種完成之後的獎賞，讓人產生渴求，再經過多次定期重複，習慣就養成了。

人們喜歡刷牙的感覺，喜歡刷過牙之後的口腔狀態，感到清新、舒服，喜歡以此宣告一天的開始或者結束。刷牙早已成為我們的習慣，想要主動刷牙，因為刷牙很簡單，而且能夠帶來好感覺——刷牙是一種可以輕易獲得好感覺（獎賞）的方式，如圖 6.1 所示。

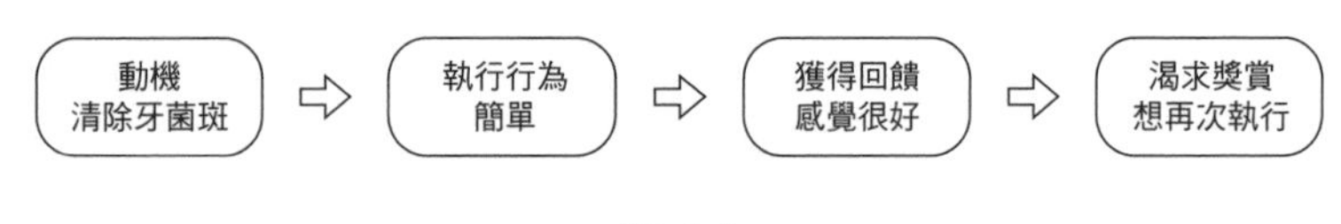

圖 6.1

在幾乎沒人刷牙的時代，霍普金斯費盡心思找到了「牙菌斑」這個概念，正是因為「預防蛀牙」這一動機很難勾起人們刷牙的慾望，人們沒辦法衡量經過這次刷牙，能降低多少蛀牙的風險——也就是說，很難獲得真正的獎賞，但透過舌尖和口腔的清新感，人們感受到牙菌斑似乎被清除掉了，於是刷牙這一行為能夠獲得一個正面回饋，也就是獎賞。

每個人都喜歡做那些輕易可以帶來好感覺的事情，一切的關鍵在於獎賞的獲取難度。如果獎賞總是難以獲取，人們便會對一個行為缺乏熱情甚至產生抗拒，最終只能依靠意志力去執行，如圖 6.2 所示，能夠獲得正面回饋，會讓人自發地想要再次執行某個行為。

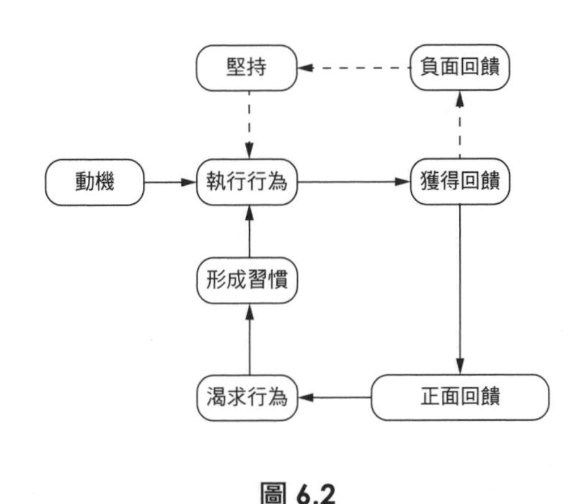

圖 6.2

做一件事的動機，決定了我們會預期怎樣的結果（獎賞），而結果是否理想，決定了我們是否會再次想要執行這個行為。

就像如今人們總是時時刻刻想要看手機，因為各種社交媒體總是會帶來各種新鮮的刺激，而且經過無數次的印證，我們已經知道只要解鎖手機、打開某個 App，就一定會有有趣的東西。而且這種有趣變得越來越容易獲得——以前需要閱讀文字，後來變成了影片，現在還有了更短的影片配合倍速播放。如果從現在開始，解鎖手機之後，只能閱讀動輒上萬字的社科類文獻，我想人們很快就會對手機失去興趣。

在 Chapter 2 的開頭，讓你寫下「我運動的目的是……」，我想你的回答一定是減肥或者消耗卡路里之類的——這聽起來就像「刷牙是為了預防蛀牙」一樣無趣。

沒有一個公式能告訴我們，當運動消耗的卡路里累計到達什麼數值的時候，就可以成為一個「瘦子」了。我們也無從知曉，一次運動能推進多少瘦身進度。當你以減肥、消耗卡路里作為動機去運動時，首先會選擇「燃脂效率」高的運動方式，同時，因為能量消耗大多與時間有關，你會試圖讓運動時間盡可能地久。

各種 App 會告訴你，這次運動消耗了多少卡路里，甚至還會貼心地幫你計算好「消耗了」多少洋芋片或漢堡，有意無意中，你就掉入了能量收支的「陷阱」裡，你會因此覺得體重不降就是自己吃得多、動得少，把體重作為唯一的評價標準和獎賞。

然而，運動後體重的下降，從來就沒有那麼「理所當然」。每次運動後都想看到體重下降，顯然是不現實的，並且體重下降的速度幾乎總是低於人們的預期。這意味著，運動之後，人們很難獲得預期中的獎賞，自然也就難以形成運動習慣，如圖 6.3 所示。

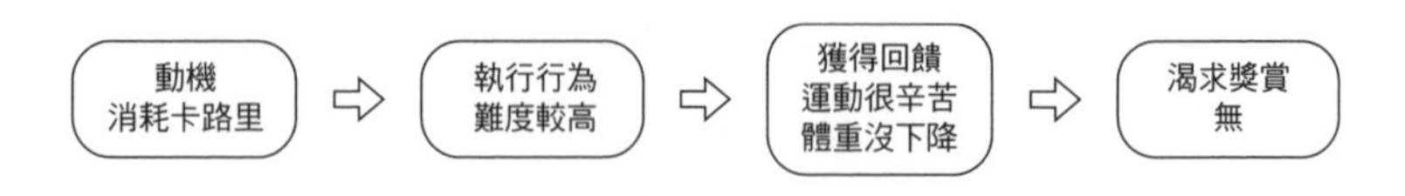

圖 6.3

解決方案很簡單，你需要換一個運動的動機。當然，就現階段而言，如果說運動不是為了減肥，一定是自欺欺人。但問題在於，一切圍繞著能力收支框架下的運動動機，都會讓你更容易把運動的獎賞跟體重的變化連結，於是你會更加關注體重的下降，甚至變得功利、誤入歧途，最重要的是，難以獲得獎賞。

你需要一個更好的回饋和評價標準，需要在運動後感受到一個切切實實的「獎賞」，讓你主動想去運動，喜歡上運動。當成就感＋愉悅感＞付出感時，你的運動計畫才更容易持續，運動後也更容易獲得獎賞，更容易讓運動成為一種習慣。

一切的根源，還是要回到「運動的目的」。

6 ▸ 運動根本就不是為了減肥

這本書的絕大部分章節是在星巴克完成的。在這樣的場所，人跟人之間的交談必然少不了減肥的話題。

比如：

「吃了這個蛋糕，我等一下得去運動了。」

「你知道嗎，星冰樂的卡路里其實很高哦。」

「我好喜歡吃那層奶油，可是又怕胖。」

聽到這類對話我最多不過是表現出小小的無奈，最讓我煎熬的是聽到減肥產品的從業者就能量收支的那套理論高談闊論，然後再一本正經地聊那些完全不可靠的減肥產品。

直到最近一週，我終於聽到了一個讓我很開心的答案。

一男一女聊到瘦身、運動的話題。女生工作很忙，經常加班到很晚。她說自己到家以後，偶爾還會運動一下。男生說：「你太厲害了，要是我的話，直接倒頭睡覺了。」女生回答：「那是因為你沒體會過運動的好處，運動後真的很爽。」

聽到這句話，我真想起立給這位女生鼓掌！這就是運動的真相！長期以來，運動都被列為是減肥或是能量消耗的方式，又或者用於彌補各種飲食方面的罪惡感，對於很多人來說，運動是一個被動的事情，是不得不去做的，而不是想要做的——就像為了預防蛀牙而刷牙一樣。而「瘦子」運動的原因和動機，僅僅就是——運動讓人感覺很好。感覺好，才是最重要的事情。執行一個行為之後，人們獲得正面回饋——就像刷牙的清新感，才會不斷想要去做。

很多人去運動就僅僅是因為運動的感覺很好，而對於絕大多數減肥的人來說，運動並不是一件能讓人感覺很好的事情。

特別是打算減肥的人，他們運動大多帶有很強的目的性，所以當然也不會享受其中的樂趣。人們沒有一個正面的運動動機，原因大致有二，一是因為身體素質決定了運動必然不會太輕鬆，二是很多人運動的動機是為了能量收支平衡，為了多消耗點卡路里，抵消掉攝取的高卡路里食物。帶著消耗卡路里的動機去運動，運動就變味了，生活也變味了。

按照能量收支的理論，如果我吃一份大麥克套餐，要跑步兩個多小時才能「抵消」掉……這日子還能過嗎？吃飯就是吃飯，運動就是運動，跟卡路里本不該有任何關係。或者說，絕大多數「瘦子」並沒有你想的那麼喜歡運動，也不會試圖透過運動「抵消」熱量攝取。

越是帶著這樣的觀念運動，越是無法讓自己感受到運動帶來的樂趣，因為你關注的只是卡路里的消耗，默默計算今天的運動量是否可以抵消那個漢堡或薯條，或者祈禱著明天早上體重能夠下降多少。

其實運動一直都是一件很爽、很舒服的事情，只是過去你帶著不合理的動機，沒能感受到運動的樂趣。當你把運動的動機跟減肥分割之後，才能在內心不抗拒的前提下，單純地為了獲得快樂而運動，像享受美食一樣，品嚐運動的滋味。

當你為了好感覺去運動，在運動的過程中自然會找到那些讓你感到很好的感覺。你會發現運動的過程很快樂，運動之後會感到身心放鬆。運動還是很好的解壓、抗憂鬱的方式。

現在，帶著這樣的心態，拋開卡路里、運動效果之類的想法，甚至拋開減肥的想法，去完成今天的運動微目標——做 1 個捲腹。

這一次，不要認為自己是在為了減肥而運動，只是單純地做 1 個捲腹，享受過程中腹部肌肉緊繃、發力的感覺，感受自己的力量。做完 1 個，你很可能想繼續做第 2 個，因為肌肉發力的感覺很好，它讓你覺得自己充滿力量，同時把所有壓力都釋放了。

如果你不想再做下去也完全沒問題，至少你現在知道，運動的過程可以不那麼痛苦，甚至是輕鬆愉快的——這便是運動帶來的「清新感」。

運動能夠帶來愉悅感和成就感，運動是一件快樂的事情——就這麼簡單，一切跟卡路里無關，甚至跟減肥無關。

我不敢相信我需要寫一個章節來把這件事講清楚。

7 ▸ 運動是催化劑

在之前的章節裡，我提到過我家的衣服總是拖到最後一刻才會被放進洗衣機裡。後來這件事有了改變——起因就是我開始運動了，而運動之後需要換洗運動服，我通常會在沖澡前後把所有衣服扔進洗衣機。我絲毫不排斥這件事，也不會認為這有什麼困難，甚至還順手整理一下其他東西。沒有特別的原因，就是我更有活力了。

我到現在都還記得，在我決定減肥的第二天，完成當天的運動計畫後，我去一家經常去吃的餐廳吃飯，照例點了培根奶油義大利麵，然後神奇的事情發生了——吃了大概半盤後，我主動嘗試把剩下的培根擺到一邊，畢竟這不是什麼健康的東西——其實一直以來我都知道，只是這一次我開始做出了行動，而且這樣的改變不會令我不適，反倒讓我獲得了一絲成就感。

回到家之後，我把這件事記在了筆記本上。從那以後，每天我都會尋找一些積極的改變，或者僅僅是發現生活中跟減肥無關的，但有趣、美好的事情，我就把它們記錄下來。我從來不關注這次運動可以消耗多少卡路里，我也不指望這點運動量能抵消掉我吃的大麥克，我只是享受運動的過程，享受運動後自己的狀態。

在我減重的過程中，每天只做幾分鐘的力量訓練，如果心情好會多做一些，從 2015 年 7 月 18 日，我的體重到達 70 公斤之後的四年裡，我幾乎沒做過單次超過 5 分鐘的運動，直到 2019 年我才真正愛上了跑步。

沒有定期運動，不影響我體重長期穩定在 70 公斤左右——體重本來就不需要維持，身體總會結合人們的生活環境和方式，把體重穩定在它認為合理的水準。

運動對減肥真正的作用，從來就不是消耗能量，而在於運動之後人獲得的那些正能量、好心情，讓人願意保持一個開放的心態，願意嘗試新的選擇、做出更健康的行為決策，最終影響生活方式。

能量的收支情況只是結果，影響這一結果的，是我們的種種行為選擇。而運動會讓我們進入一個積極的狀態，做出更有利於健康的選擇。我們每個人都知道怎麼做是更好的、更健康的，只是過往的習慣迴路和生活方式沒有讓我們做出這些行為選擇。

已經有大量的文獻證明，運動之後人的大腦會分泌腦內啡等讓人感覺很好的物質，只是我們過去總是被卡路里綁架，只關注能量的收支和體重的下降，而忽略了運動本身帶來的這些好感覺。

習慣的養成需要不斷強化正面的獎賞，當知道這個行為可以帶來這樣的獎賞，才會想主動去執行這個行為。然而，不同於刷牙帶來的清新感（味覺的資訊會很容易產生記憶並創造對獎賞的渴求），運動之後的好感覺並不是源自直接的生理感知，所以你需要讓自已記下這種感覺，形成「運動＝感覺很好」的認知。

最簡單的方式就是把這些好感覺記錄下來，其實記錄本身就是一種獎賞。如果你已經開始記錄微目標了，你會發現僅僅是完成後打個勾，或者超額完成後畫個星形，都是一件很有意思的事情。

所以，從今天開始，除了記錄日期、體重、微目標的完成情況，你還可以把今天的好感覺記錄下來。可以是運動帶給你的，也可以是跟減肥無關的。

運動之後，你可以關注：

1. 運動後的感受，問自己運動後感覺如何，今天有什麼進步。

2. 身體的變化，肌力、耐力是否變得更強。

3. 生活中的點滴轉變，運動後是否有做出一些新的嘗試，感覺如何。

哪怕僅僅是心裡想要做點改變，就算沒有實際行動，也是值得記錄下來的，因為一切改變源自一個念頭，只有當你想要改變，並知道如何改變的時候，改變才會發生。

你可以定期去翻翻筆記本，回顧一下過去的記錄（這也是用實體筆記本記錄的好處），運動後積極的感受和改變會成為你持續的動力和正能量的泉源。

還記得 Chapter 4 提過的減肥的主觀難度嗎？改變時間預期、縮小目標，可以大大降低減肥的主觀難度和阻力，而當你處於一個積極的狀態，不僅僅是減肥，生活中的很多事情都會變得簡單起來。運動的目的，是創造一個積極的身心條件，讓人們積極嘗試各種健康行為。

運動是促成行為方式轉變的催化劑，而不是消耗卡路里的減肥藥。當你能夠發現運動中的獎賞並享受其中時，運動就更容易養成習慣了，那你也就離減肥成功又近了一大步。

132 放棄減肥，我瘦 30 公斤

Chapter 7

別再跑步減肥了

透過前面的文字，我想你應該對運動有了些
不同的認識，我小結一下：

1. 持續運動的祕訣在於養成運動的習慣。
2. 習慣的形成需要有一個能夠輕易獲得的獎賞。
3. 運動可以讓你獲得愉悦感、成就感，
運動是改變生活方式的催化劑。
4. 獎賞可以讓我們再次執行運動。

這一次，我們不必考慮什麼運動的減肥效率高，
而是要找到一個更容易獲得獎賞、
更容易養成習慣的運動方式。

1 ▸ 你需要怎樣的運動計畫

先說結論：跑步等有氧運動不適合作為現階段的運動計畫執行，或者說，我不建議你做有氧運動減肥。

有氧運動會讓你很容易掉入卡路里陷阱。你可以問自己，如果跑步兩個月，沒看到體重明顯下降，這時候你會怎麼做？你的答案大多都與進一步增加運動量、降低飲食攝取有關，結果又回到之前的循環中了。

習慣的養成，需要在短時間內多次重複同一行為。微目標的策略要求我們以「每天」為週期設定運動計畫，而跑步等有氧運動，在減肥階段，或者對於沒有運動基礎的人來說，不論從執行難度還是從避免傷病的角度，都不適合每天執行。

每個人都有惰性，在你真正愛上一項運動之前，制訂每週兩三次或做一休一之類的運動計畫，結果就是，你永遠不知道這一次休息之後，下一次運動需要間隔多久。

當然，我知道一定有人可以憑藉超強的意志力，克服萬難，每天跑步。但這並不是「能不能」的問題，而是「有無必要」的問題，就像你也可以夏天不開冷氣、下雨不撐傘。

當你在堅持去運動的時候，會把付出的「回報」甚至每天的心情都寄託在體重的降低上，看體重的變化也許很直覺，但同時也會影響你看到真正重要的改變，難以在運動中獲得獎賞。

在減肥中，我們需要一種門檻和難度更低的運動方式，好讓獎賞可以輕易獲得，創造更積極的狀態，從而促成行為方式的轉變。最關鍵的一點就是——**能夠在家進行**。

我知道，健身房的設備更加專業，我也知道戶外跑步的感覺非常不錯，但在你換好運動裝，踏出家門口之前，這一切都沒有意義，天知道你有多少個原因沒辦法出門運動。而如果運動可以在家進行，就可以有效地降低運動開始時的門檻和阻力。此外，還能排除各種客觀因素的影響——外面是否下雨，天氣太熱或太冷，路上塞不塞車，都跟你沒關係。只要你人在家裡，就可以運動。

在前面的章節，我提到過一本叫作《清晨 8 分鐘》的書。老實講，我當時購買這本書，只是被書名裡面的「8 分鐘」，以及封面上說「四週絕對見效」所吸引。結果買回來以後，隨便翻了翻就把它放在書架上生灰塵了，因為書中在飲食方面的內容不太適合華人的情況。當然我也嘗試過幾次書中提到的運動計畫，但因為沒看到什麼成效，加上我不覺得這點運動能有什麼用，所以每次開始都不了了之。

書中安排了 28 天的運動計畫，可以在家做，每天一兩個動作，大多數內容 8 分鐘是可以完成的。在我這一次決定減肥的時候，已經胖得「無欲無求」了，只是帶著強身健體和些許好奇，來嘗試這種全新的運動方式，也就是「力量訓練」。

力量訓練，是無氧運動的一種，一些書中又把它叫「重量訓練」、「阻力訓練」。其實你對力量訓練並不陌生，像在之前的章節中建議你做的「捲腹」，還有你熟悉的伏地挺身、深蹲，以及配合啞鈴和各種健身器材的動作，都屬於力量訓練的範疇，你也可以把它理解為「健身」。

一個月後，我完成了書上 28 天的內容，體重大概減了兩、三公斤。那時候健身類 App 還沒現在這麼方便，所以我又買了一本健身動作書，按不同部位找訓練動作，安排每日的訓練計畫。

因為在運動過程中需要記錄每組完成的情況，我就找了本筆記本，在運動時記錄當天的訓練部位、完成組數，後來還提前在本上規劃好明後天的安排。（我的記錄減肥法就是因此誕生的。）

結果就是，透過每天做幾組動作，我用了 300 天瘦了 30 公斤，而且在瘦身的中後期，甚至都不怎麼運動了——我不依賴它作為減重的方式。

2 ▸ 力量訓練 vs 有氧運動

我不建議你做有氧運動減肥，除了它的門檻高、所需時間長，更重要的原因是，力量訓練不論是在瘦身效果方面，還是在帶來的樂趣方面，都不輸給有氧運動。

力量訓練的好處，首先是能夠在家進行。原則上你只需要一個瑜伽墊，甚至有一張床就可以，當然配合啞鈴等器材的話，可以做更多項目。此外，相比有氧運動，力量訓練在時間方面更加自由。你可以隨時開始或中斷，執行起來所需的時間也很短。

最重要的是，做 1 個力量訓練，就有做 1 個的「效果」，你不用擔心使用微目標策略時，只做 1 個「有沒有用」之類的問題。做力量訓練之後，你的進步會是立竿見影的，甚至是看得到摸得著的。

我還記得當時我只做了幾週的胸部訓練，就三不五時和我老婆炫耀硬硬的「胸肌」，我自己閒來無事也會摸兩下。這種進步，比起有氧運動耐力和心肺功能的提升，要有趣得多，你的成就感的來源也不再只是體重變化。

力量訓練的過程，實質上是刺激某部位肌肉的過程，幾組訓練下來，肌肉會開始疲憊無力。相應部位的肌肉在訓練後，為了應對下次有可能面對的挑戰，會開始自我修復和提升。你也經常會在訓練的隔天，感到相應部位的痠痛。

完成力量訓練後的痠痛感，以及能夠在短期內感受到的肌肉力量的增強，是我當時減肥期間完成每天訓練很大的一個動力。痠痛感會在幾天後逐漸消失，而你也會發現這個部位的力量變強了，肌肉變硬了。這個過程，叫運動後的超量恢復。此外，透過力量訓練，增強相應部位肌肉的力量，可以使你降低受傷、扭傷的風險，讓身形更加挺拔，收穫一個更健康的身體。

此外，雖然我很不喜歡提及能量收支的概念，但事實上，你會在進行力量訓練後的幾十個小時裡，獲得代謝水準的提升。人體內肌肉含量與基礎代謝直接相關，長期的力量訓練，也會提升你的基礎代謝水準。

基礎代謝就是維持人體運轉所需要消耗的能量，就像一支手機只要保持開機狀態，它就會不斷消耗電量。執行一次有氧運動，相當於打開了一個大型程式在前臺運行，而執行力量訓練帶來基礎代謝的提升，相當於在後臺開啟了更多程式，讓手機本身變得更「耗電」了。

我不建議你跑步減肥，因為：

1. 有氧運動所需時間較長，執行門檻較高。

2. （對現在的你而言）有氧運動不適合也不應該每天進行，意味著它不適合微目標策略。

3. 有氧運動很容易讓你陷入卡路里陷阱，關注能量收支，把體重下降作為獎賞。

4. 在有氧運動中，獲取獎賞（體重下降）的難度和不確定性較高。

而力量訓練的好處是：

1. 執行門檻很低，在家就可以進行。

2. 可以獲得肉眼可見的訓練效果。

3. 所需時間短，效果跟時間沒有直接關係。

4. 身體機能實實在在得到提升。

5. 基礎代謝得到提升。

體重的下降固然重要，就像預防蛀牙一樣重要，但我們沒辦法評估一次刷牙之後的防蛀效果，正如我們無法評估一次有氧運動之後能帶來多少體重的下降，所以我們需要更直接的獎賞，而且是能輕易獲取的獎賞。

力量訓練的執行門檻很低，你隨時隨地都可以進行，這意味著獎賞獲取的難度很低。最關鍵的是，獎賞是多樣性的——少量的訓練，就可以帶來肉眼可見的肌肉形態、硬度的改變，還有切切實實的痠痛感，經過一段時間的訓練，身體的素質也會得到增強。相信我，當你感受到身體發生的這些看得見摸得著的變化，一定會發現這比體重和卡路里有趣多了。

3 ▸ 如何執行力量訓練

我想你已經迫不及待地想嘗試做力量訓練了。其實你過往每天的微目標——做 1 個捲腹，本身就是力量訓練的一種，只是現在我們可以把單一的腹部訓練擴大到全身。

力量訓練不需要太多裝備，但還是建議購買一套組合啞鈴（就是可以自由調節啞鈴片重量的那種），男生建議買總重量 15 公斤以上的，女生建議買 10 公斤左右的即可。需要注意的是，即便你是女生，也不要買灌水或者加沙子的啞鈴，別低估自己的力量。

如果你居住的環境實在不方便使用啞鈴，可以買懸掛訓練帶、彈力帶、瑜伽環代替，不過這些器材的訓練難度比較難調整，所以還是盡量使用組合啞鈴。

接下來，就是做力量訓練的計畫了。

我當時做力量訓練的時候，網路上並沒有太多力量訓練的資源，所以我買了一些健身動作書，跟著上面的動作指導，自己安排訓練計畫。如今你可以在各種健身類 App 裡找到力量訓練的動作庫，還能看到詳細的文字指導。但我不建議你嘗試這類 App 內的運動計畫，因為它的節奏較快，過程中讓你很難有喘息的機會，這意味著動作很容易變形，運動的強度較大，也意味著無法長期持續。

需要注意的是，我們依然需要使用微目標的策略來執行力量訓練，從今天開始，你的運動微目標就是——每天做 1 個力量訓練。你可以結合 App 內的動作庫，自己來安排力量訓練的部位和內容，每天選 1 個部位的動作執行即可，同個部位的訓練盡量間隔 2 ～ 3 天做。你也可以在我的微信公眾號「樂天瘦身」裡找到編排好的每日力量訓練計畫。

如果你某天狀態特別好，想要多做一些，當然是可以的。記住，微目標不是限制，你隨時都可以去超額完成它。

如果你想要做更多，可以把 1 個動作以 12 下為 1 組來做，當然也可以完成更多組數，但沒必要超過 4 組。此外，從第 2 組開始，你的力量也許會開始衰減，如果無法一次完成 12 下，那麼就拆成 2 個 6 下，甚至 3 個 4 下，中間短暫休息即可。如果有額外的時間和精力，優先重複同個部位的訓練，然後再去做其他部位的訓練。做更多力量訓練並不會讓你瘦得更快，記住，過度的訓練只會讓你更早結束這次減肥旅程。

力量訓練的重點在於訓練的有效性，而不需要追求時間和數量。當發現自己可以輕鬆地再多做幾下，此時要做的是注意動作是否標準，以及更換更適合你的訓練動作或啞鈴重量。

前面提到以 12 下為 1 組，實際是按照「12RM」的訓練方式規定的。RM 是「Repetition Maximum」的縮寫，也就是「最大重複次數」。

比如最常見的手臂舉起啞鈴的動作，12RM 的意思是，當你可以連續舉起 12 下，而無法在姿勢不變形的前提下完成第 13 下的時候，此時的啞鈴重量就是合適的。對於不需要借助啞鈴的訓練，你可以嘗試不同難度的動作，比如如果捲腹對你而言太簡單，可以換成 V 字仰臥起坐（可以去搜尋動作圖），總之，找到適合自己的強度，按照 12RM 的標準進行即可。

其實這也是力量訓練相比有氧運動的一大好處。很多人會發現，跑步等有氧運動，隨著時間推移，減重效果會越來越差。那是因為身體經歷了一次次超量恢復，已經能夠適應這些運動的強度了。此時只能增加運動時間，或者選擇強度更高的運動方式。

而力量訓練只需要調整動作阻力（難度）就可以找到適合目前水準的訓練方式，不需要額外付出時間、精力。

我猜，看完上面幾段話，你的每日運動目標就從做 1 個，默默變成了做 1 組，甚至做 4 組，而且會覺得完成了相應的組數才算「足夠」——這就又回到「跑步必須跑 30 分鐘以上」的奇怪循環裡了。

我當然不懷疑你有能力完成它們，但我們需要保持一個較低的減肥阻力，才能把運動計畫長期持續下去。也就是說，最理想的狀態是，你對每日運動計畫的目標預期就只是做 1 下力量訓練。

少就是多，慢代表可持續。

4 ▸ 運動的常見問題

現在，你已經掌握了持續運動的策略，我知道也許此時你還有一些疑惑，希望下面的內容能給你一些幫助。

Q1：散步、騎車能減肥嗎？

很多朋友會問我，散步、騎車上下班能不能減肥。我的看法是，散步可以作為放鬆的方式，但如果作為減肥的運動方式來說，效率實在太低了。而騎車上下班，作為一個日常基礎行為，很難說能帶來什麼減肥效果。

你現在固有的生活方式決定了你目前的體重，維持現有的生活習慣，並不會帶來什麼改變。**微目標的策略，一定是用在我們還未養成習慣的事情上。**即便我們把運動的門檻和難度盡可能降低，減肥中的運動方式依然要存在一點點阻力。

你完全可以只完成 1 個力量訓練，但還是要去做起來。當你覺得阻力太大的時候，就進一步降低目標。

Q2：我不喜歡做力量訓練，可以不做嗎？

關於有氧運動，不推薦的理由在前面的章節裡已經聊過。這幾年很流行 HIIT（High-intensity Interval Training），也就是高強度間歇訓練法，很多健身類 App 裡的運動計畫本質上也屬於 HIIT，它的減肥效果也許很好，但正如它的名字一樣，「高強度」意味著過程中很容易氣喘吁吁，而我們為了跟上節奏，又不想輕易停下休息。

我當然不懷疑你可以完成這些強度較高的運動，但在每次運動後，你的心裡會得到一個「運動很辛苦」的認知，這是不利於減肥持續的。

運動方式有千百種，每種運動當然都有減肥效果。力量訓練肯定也不是所謂「燃脂效率」最高的運動方式，但力量訓練的好處在於，它的執行門檻很低，你在家就可以進行。而且，透過調整動作和啞鈴重量，你永遠都可以以恰到好處的難度完成有效的訓練。

你可以不喜歡力量訓練，但力量訓練對於缺乏運動基礎的人，是相當友好的一種運動方式了。我 100 公斤時都可以相對輕鬆地執行每天的計畫，你也不妨試試看。最重要的是，力量訓練更適合結合微目標來進行。

記住，你現在需要的不是減肥效果好的運動，而是能夠輕易獲得獎賞、養成習慣的運動。

其實從持續時間的角度來說，力量訓練的減肥效率並不低，而且也足夠使你到達健康的體重範圍。

Q3：我是女生，做力量訓練會不會練出一身肌肉？

不會。只要你覺得自己需要減肥，都沒必要擔心你會變成「金剛芭比」。肌肉線條哪有那麼容易練出來呀，我到現在都沒練出所謂的六塊腹肌。

別想太多，去做就對了。如果你真的擔心某些部位會變粗，就避開相應部位的訓練吧，但其實……真的沒必要，或者說，真正應該焦慮這個問題的人，根本不會閱讀這本書。

Q4：不是說先減脂再增肌嗎？我是不是要先做有氧運動，再做力量訓練？

「先減脂再增肌」，很多人聽過這句話，因此覺得減肥要先從有氧運動開始。其實這句話是說給需要健身健美的「瘦子」聽的，跟你沒什麼關係。當下你需要的是一項可以長期持續的不耗時間且執行門檻和阻力低的運動方式，關鍵的問題不是「我應該做什麼運動」，而是「我能長期持續哪種運動」。

5 ▸ 不要在社交平臺上打卡

我有個朋友，有段時間每天都在社交平臺上發佈運動 App 的截圖「打卡」。許久未聯繫，我不知道她是停止了打卡，還是停掉了運動。我特地去翻了一下，發現她最後的打卡時間定格在第 52 天。

很多想要減肥的朋友會透過在社交媒體打卡的方式，讓朋友見證和監督自己每天的運動或飲食計畫，其實這樣的打卡，對持續減肥計畫的幫助非常有限。

首先，社交媒體上的好友，對你的減肥進展並沒有那麼大的興趣。你期待他們一同見證你的努力或成就，可事實上，在社交平臺這片資訊海洋裡，人們更願意看到好看的照片、明星的八卦以及有意思的資訊。

其次，運動結束後在社交平臺上打卡，你的好友不會體會到你今天終於能做一個標準伏地挺身的喜悅，更看不到你運動之後流下的汗水。你也許會得到讚揚，但也會得到未必符合你個人情況的指導，甚至還會得到讓你焦慮或不舒服的評論，這無疑會打亂你的計畫和心情。最重要的是，無論是哪一種回饋，都對你的減肥旅程沒有任何實質幫助。

重點在於，朋友見面後，肯定會關心你的成果——畢竟他們會認為你已經努力很久了，但減肥並不是十天半個月就會有成果的。如果你並沒有取得什麼肉眼可見的成果，經過朋友的詢問後，必然會感到灰心，而倘若你真的在短時間裡減掉了兩、三公斤，當你激動地回應朋友的「關心」後，也許並不會得到你所期望的那般讚揚——你得原諒他們，因為在大多數人眼裡，沒減掉個五公斤、十公斤，都不叫減肥，都不至於說出一句「哇」。

你試圖透過打卡讓人監督，希望能把自己的減肥計畫持續下去，但這並不能保證你的持續性，你不想動的時候就是不想動，身邊的親人朋友都不能改變這一點，隔著螢幕的「點讚之交」更是束手無策。何況，如上面所說，你的運動計畫及減肥進度，在社交平臺上並不是什麼有趣的資訊。

我自己在 100 公斤的時候也想讓我老婆監督……比如每週吃垃圾食物的次數控制在幾次之內，然後呢？這種監督帶來的只有不愉快。要我一天不吃垃圾食物，我都會難受，更別說限制次數或者少吃點了，於是每天面對她的監督，變成了一種煎熬，我甚至還會隱瞞自己吃的東西，現在想想都覺得好笑。

事實上，不管找誰監督，你根本沒辦法長期對抗真實食慾或惰性，一切超出自身承受範圍的行為或安排，必然是難以持續的。做喜歡做的事情，不做不想做的事情，這本來就是人的天性。如果你不想做，誰都攔不住你，而且聰明的你總會找到方法來「逃過」這些過度的監督。

我收到過很多留言，說自己報名了健身房的私人教練課，或者參加了各種減肥營，每天需要向教練彙報自己的運動和飲食情況，但到後來就會開始欺騙教練，因為這些減肥計畫實在太難了。如果

你需要別人監督才能持續減肥這件事情，說明你現在的運動及飲食計畫超出了你可承受的範圍。沒有可持續性，任何減肥方法都是無效的，因為健康減肥本來就是個長期的過程。

其實我完全理解在社交平臺打卡的行為，早些年我每次從跑步機上下來，都想拍個照紀念一下。初衷應該是想記錄和見證自己的一項新成就，當然，這背後也必然有些虛榮，畢竟得到讚美，總是讓人開心的事情。可事實上，這些讚美，以及隨之而來的自我感覺良好的狀態，對減肥本身並不是一件好事。

德瑞克．西弗斯[4]曾經在 TED 做過一個演講。

想像一下你人生最大的目標。

現在想像，你要實現這個目標。想像一下，告訴今天你遇到的人，你要實現這個目標，要做哪些事。想像著大家恭喜你，以及他們眼中你英偉的形象。這樣說出來，是不是感覺特別好？是不是覺得自己離目標又近一步了？好像已經實現了？然而，壞消息是：你最好閉嘴。因為那種開心的感覺，反而會讓你的目標更不可能實現。

每次你訂立一個目標，都會有一定的步驟及工作要按部就班、腳踏實地地去完成，才會實現。

正常的情況下，你達成目標或為之付諸實際行動後，才會得到滿足感。但當你告訴別人你的目標，他們對你讚揚、支持後——心理學家將此稱作「社會現實」（Social reality）：你的心理會造成一

4 Derek Sivers，美國作家、工程師、企業家和音樂家，以創辦 CD Baby 而聞名。

種目標或所需做的事情已經完成的錯覺，當你感受到滿足感的時候，你的動力會因此降低，所以本該做的事情就懈怠了。

演講中，還提到一個實驗。讓 163 個人的每個人寫下心中的目標，其中一半的人對房間其他人宣告他們的目標，而另一半人保密；然後給每個人 45 分鐘的時間，將設立的目標一步步實現，但是他們可以隨時放棄。

結果是，那些保密的人，整整 45 分鐘都在努力著，在後來的訪問中，他們依然覺得自己似乎還有很長一段時間才能達成目標；而另一半宣告目標的人，平均 33 分鐘後就放棄了，在後來的訪問中，他們表示離目標越來越近了。

我傾向於把這個現象叫作「滿足感陷阱」。

你在社交平臺上分享自己艱苦的運動計畫及完成情況，得到很多朋友的支持、鼓勵、按讚，你因此獲得很多滿足感，同時自我感覺良好。這會讓你覺得，自己離減肥成功又前進了一大步。如果用百分比表示我們自認為此時所完成的減肥進度，我想會是 2%，5%，甚至 7%？

可實際上，你只不過完成了一天的運動計畫，在減肥這件事的進度中，只不過向前推進了 0.5%，甚至是 0.005%。對減肥進度和成效的過多預期，會讓你在面對結果時產生落差——比如你努力運動了一個星期，踩上體重機，體重根本沒變化……這必然會影響心情，畢竟你在心理上會認為：經過這段時間的努力，至少完成了 20%～ 30%的目標。這樣的落差出現的次數多了，你很容易選擇放棄或走向極端。

你的滿足感應該由實際的行動及成果帶來（而不是朋友的讚美），只有這樣，才會讓你最終腳踏實地地達成目標。在社交平臺上打卡，反而容易降低你的行動力。

減肥中，記錄下自己重要的時刻和值得開心的成就本來沒有任何問題，只不過我們可以選擇在非公開的社交平臺上進行，比如記在你自己的筆記本上，或是用僅限自己可見的方式在各種社交平臺上打卡。

我甚至建議各位，連你「正在減肥」這件事情，都無須廣而告之地讓所有人知道，特別是不要把自己在社交平臺上的暱稱或簡介改成跟減肥相關的資訊。不管是線上還是線下，來自朋友口中未必正確的指導，以及讓你開心或焦慮的評價，都無助於你在減肥這條路上走得更遠。

很多 App 都有分享到社交平臺打卡的功能，打卡的內容也是五花八門，然而打卡這個功能，從根本上來說是為了 App 的宣傳以及增加用戶的黏著度（打卡本身也是一種獎賞），而不是為了你。

減肥這件事只跟你自己有關，減肥成功的受益人也只有你自己。你的成果和變化，只有你自己最清楚；你的成就感及喜悅，只有你自己最能體會；你應該怎麼做，只有你明白，而如果你不明白，你的朋友更不會明白。

等你瘦下來之後，如果你願意，再公開發佈成果，顯然是更明智的選擇。

至此，你已經完成了本書第一部分的閱讀。

「不做任何需要堅持的事情」並不是開開玩笑，經過前面的內容，你已經掌握了持續減肥的策略。現在，你可以開始行動了。飲食方面，依然保持「吃任何你想吃的」，這句話同樣也不是開玩笑，我們會在後面的章節聊到飲食的部分。

Chapter 8

「瘦子」從來不算卡路里

我在知乎上看過一個問題。

一個女生想減肥，她的基礎代謝為 1500 大卡。

方案一：每天吃 1200 大卡，運動消耗 200 大卡，

形成 500 大卡的熱量赤字。

方案二：每天吃 1500 大卡，運動消耗 500 大卡，

形成 500 大卡的熱量赤字。

方案三：每天只吃 1000 大卡，不運動，

形成 500 大卡的熱量赤字。

堅持一個月，哪個方案的減肥效果最佳並且可持續呢？

看完這個問題，我希望你首先能想到的是

「你看，她試圖把一切的計畫都交給堅持，

這顯然是無法長期持續的」。

這也正是我們前面幾章所講的——

過去減肥失敗的原因在於我們沒有以持續為重點，

所以由主觀意願而非自身實際行動力出發的「減肥計畫」，

是要盡量避免的。

規劃熱量赤字的減肥方法非常典型，

本章就來聊一下關於卡路里的問題。

1 ▸ 能量本來就不「守恆」

一個普遍的瘦身共識是，攝取＞消耗，人就會變胖，所以想減肥，就必須攝取＜消耗，讓每天的淨攝取是負的，也就是說創造一個熱量赤字。減肥中的人，習慣用運動和飲食控制來創造熱量赤字，比如知乎上的這位提問者，試圖創造 500 大卡的熱量赤字，並提出了三種方案。

我們會認為，人體是一個「銀行」，平日吃喝所攝取的所有能量都會被當作「存款」存進銀行，所以「銀行」的「存款」會越來越多，「存款」放不下了，就換成「金條」（也就是脂肪）存在「金庫」，「金庫」裡的「金條」越來越多，於是人就變胖了。在這樣的認知體系下，你會開始認真「審查」每一筆「入庫」的「存款」，在意飲食的熱量攝取，挑選卡路里更低的食物，同時想辦法消耗掉多餘的能量，而唯一的途徑似乎只有去運動。

問題在於，大多數人能長期做一個「瘦子」，並不是透過每天運動來消耗攝取的，他們中大多數也並沒有每天運動的習慣。**事實上，運動並不是能量消耗的主要途徑，人體的能量大部分還是用於維持身體機能運轉和日常活動上。**

人體這家「銀行」日常的「資金收支」情況基本是穩定的，運動更多是一種「意外」，就像有個存戶今天突然要提領一大筆資金。而考慮到所需付出的時間和精力，運動所消耗的能量，在動輒一兩大卡的基礎代謝面前，實在少得可憐。

我並不是說沒必要去運動，而是你沒必要為了消耗能量去運動。因為你辛苦運動消耗的能量，在製造所謂的熱量赤字中，並沒有如想像中發揮那麼大的作用。

更重要的是，我們規劃的運動消耗，並不總是那個固定的數字。就像銀行發現有位存戶，每天都要來提領一大筆資金，那麼在經歷幾次「措手不及」之後，銀行會提前做好準備，所以「意外」慢慢變成了「日常」。

當你運動了一段時間後，會發現運動能力有所提升，運動起來更加輕鬆了，這其實是身體透過調整、優化身體機能，降低運動能量消耗的方式——是的，你沒看錯，身體需要降低運動的能量消耗。

我們的外部能量來源就只有飲食的攝取，而這些有限的能源，不僅要滿足身體正常運轉，還要為每天生活中的腦力、體力活動提供能量，此外還得應付你三不五時的運動計畫。所以不要責怪自己不喜歡運動，你的身體本來就已經苦不堪言了……它必須精打細算，才能滿足日常生活的能量開支。

很多人發現了運動的艱辛，以及它在能量消耗方面的「效率低下」後，轉而開始限制攝取，認為少吃點，就能創造熱量赤字，讓自己變瘦。

值得一提的是，前面提到的三個方案，都以基礎代謝作為攝取基準，這是不合理的。因為**我們每天所需要的熱量攝取，原本就高於基礎代謝**。基礎代謝只是維持身體機能正常運轉所需的能量，而以此規劃熱量赤字，你實際上會少吃很多。

以我本人為例，按照身高體重結合公式推算，我的基礎代謝大約是 1600 ～ 1750 大卡，而根據《中國居民膳食營養素參考攝取量》，18 ～ 50 歲男性的推薦攝取量（RNI）是 2400 ／ 2700 大卡（分別對應輕度、中度體力活動），你會發現基礎代謝只占了推薦攝取量的 7 成左右。

基礎代謝可以理解為人躺在床上處於靜息狀態下的能耗，而我們每天大多數時間是處於活動狀態的，腦力和體力的日常活動都需要消耗能量，甚至進食的過程本身也需要消耗大約 10%的能量（食物熱效應），所以只攝取基礎代謝的卡路里是不夠的。一個極端是例子是：1984 年世界國際象棋錦標賽期間，上屆冠軍阿納托利．卡爾波夫瘦了近 10 公斤。研究表明，頂尖的棋手即便只是坐著下棋，消耗的能量也不亞於高強度的運動。

事實上，人體並不是一個「銀行」，或者說它是一個經營困難、瀕臨破產的銀行。身體的運轉無時無刻不在消耗能量，時刻要規劃著有限的能量如何分配。這麼說來，人體更像一支手機，快要沒電的時候，我們會調低螢幕亮度、關閉不必要的功能、停止大型程式來節約電量。而進食就是幫手機充電，是一件積極的事情，也是身體獲得外部能量的唯一方式。

如果你長期降低攝取，讓自己一直吃不飽，身體會自動設為「節能模式」，做出降低基礎代謝水準、減少排泄、降低心率等一系列調控。也就是說，並非你每天少吃 500 大卡，就會產生一個 500 大卡的熱量赤字，基礎代謝的降低，會讓所謂的熱量赤字越來越小，同時損害你的基礎代謝，甚至帶來健康方面的其他麻煩。

此外，經歷長期的攝取不足，為了維持人體正常運轉，身體也會更加渴望能量，向你發出「我要吃飯！我要吃飽！只吃這些不夠」的警告，就像手機即將沒電的時候會發出低電量通知。於是你維持低攝取水準的難度會越來越高，畢竟進食是正常的生理需求，所以很多節食的朋友最後都難免會報復性暴飲暴食。

你的首要目標也許是減肥，但身體的首要目標是讓你活下去，或者說想盡辦法讓有限的能量能夠滿足身體正常的運轉需求。卡路里不是你的敵人，而是維持生活所需的能源。

創造熱量赤字，少吃多運動，也許可以讓你的體重在短期內下降。但當身體調控介入，熱量赤字逐漸變小，體重下降的速度變慢時，你會怎麼做呢？絕大多數人會義無反顧地選擇進一步控制飲食，增加運動量。問題在於，你能少吃到什麼程度？每天能運動幾個小時？

很多人會在開始限制卡路里之後，認為必須把每天的飲食攝取「消耗乾淨」才不會長胖，這完全是誤解。有運動習慣的人少之又少，如果每天必須消耗掉「額外」的能量才不會胖的話，那我們每個人早就一、兩噸重了。

難道是「瘦子」有什麼神奇的超能力，讓每天的卡路里收支恰好平衡？得了吧，人體的運作，及對體重的管理，絕不是攝取、消耗之間的一個大於、小於那麼簡單。

2 ▸ 別做卡路里的奴隸

當你計算卡路里的時候，發生了什麼？

「我吃一個勁辣雞腿堡，得跑兩個小時才能『消耗』掉啊！」

「我今天跑步那麼辛苦消耗才那一點，晚餐還是別吃了，不然白跑了！」

「早餐、午餐已經攝取達標了，晚餐不能吃了！」

「晚上要吃大餐，那我白天少吃點，不然攝取超標了！」

……

能量守恆的理念告訴你：你胖，是因為每天的攝取＞消耗。總之，想減肥，少吃多運動就對了！

然後呢？

在能量守恆的理念影響下，加上各種健身類 App 或穿戴設備的「貼心」提醒，長期觀測、計算卡路里，讓你漸漸開始有意無意地調控自己三餐的卡路里攝取。

於是，食物被簡單粗暴地根據卡路里的高低劃分為好、壞，或者「容易吃胖」、「絕對不能吃」、「一定要戒掉」以及「健康低卡」幾類。

你一定也看過類似這樣標題的文章：

〈吃一小塊巧克力，要跑半小時才能「平衡」掉〉、〈想減肥，這些食物一定「不能碰」〉、〈每天吃幾片某某，半年就會胖幾公斤〉。

久而久之呢，固有的能量守恆減肥觀念，加上這類文章的「狂轟濫炸」，一心想減肥的你變得不敢吃高卡路里的食物，不敢超過所謂的熱量攝取標準。所有減肥計畫，都是圍繞著熱量赤字安排的。

吃飯這件原本應該是幸福的事情，莫名其妙變成了罪惡感和糾結的來源，食物也變成了洪水猛獸。

總之，自從生活裡引入了能量守恆這個概念，你再也沒辦法好好吃飯了。吃個飯，要算卡路里，做個運動，要算運動消耗，要算收支是否平衡。還經常得莫名其妙因為一頓飯而增加運動計畫，跑個步還必須得半小時以上……

那麼，為什麼不能拋開卡路里的執念呢？

「不行啊！不算卡路里，我怎麼知道我吃了多少？我怎麼知道今天的攝取有沒有小於消耗？沒有熱量赤字要怎麼減肥？！」

你可以找到一萬個必須依賴計算卡路里（以及能量收支的觀念）來減肥的理由，其實原因說到底只有一個：「不算卡路里——我覺得……我怕……我一定會變胖的！」

其實，現在的你本來就沒有吃到剛剛好的能力！不論你算不算卡路里，控不控制自己，你都是這樣。借助卡路里自我限制，也許情況不會變得更糟，但也很難幫你變得更好。你最終在過度的限制中爆發，又會感到深深的自責、懊惱、悔恨，然後下定決心進一步控制。如此反覆，你變得越來越沒自信，對胖以及食物的恐懼感越來越深。

最重要的是，當你依賴卡路里判定自己的飲食是否合理的時候，你離成為一個「瘦子」就越來越遠了。你的目標是變成「瘦子」，而不是能量收支的「奴隸」。

3 ▶ 你本來就知道該怎麼吃

嬰兒泡澡的時候，為了安全起見，很多家庭會在浴盆裡放一個溫度計，來判定水溫是否合適。說實話，在我有孩子之前，從來不知道 38℃的水溫是什麼感覺，我只知道這個溫度是合適的、舒服的、不冷不熱的。

成年人洗澡的時候，會先調整好蓮蓬頭的水溫，如果覺得太燙，就把溫度降低，反之把水溫調高，這是自然的生理反應，不需要借助任何外部資訊，我們本來就知道什麼溫度是最合適的，調整水溫的行為源自感覺，而不是水的溫度數值。

每個人都有兩套判定的系統，一種是本能反應，一種是邏輯判斷。

以洗澡的水溫舉例。我們本能反應的模式是：感受到水溫→根據感受做出調整。

而邏輯判斷的模式，也就是依靠溫度計判定水溫的過程是：觀察溫度計顯示→得到溫度數值→判斷該數值是冷還是熱→調整水溫

→再次觀察溫度計。

使用邏輯判斷模式的時候，當然也會借助本能的反應。我幫我兒子放泡澡水的時候，因為溫度計的讀數有一定滯後性，我會先把手伸進水裡，做一個大概的判斷，但最終還是要依靠溫度計的數值，此時本能反應只作為輔助參考。

當我們依賴卡路里判定食物好壞，以及進食分量是否合適的時候，就是在使用邏輯判斷的模式，放棄了身體的本能反應模式。

在飲食方面，本能反應更加可靠，也更加「正常」——因為每個「瘦子」，每個正常人，都是這麼做的。人類經過千百年的進化，已經擁有了一套基本的趨利避害的能力，這些能力本能地寫在人類的 DNA 裡，就像「怕高」實際上是一種自我保護，「密集恐懼症」實際上是為了遠離感染源一樣。

喝到變質的牛奶，人會覺得酸澀，立刻想要吐掉，甚至還要漱口，因為口腔的味覺神經告訴你，這個東西味道很糟糕，不能喝進肚子裡。吃到美味的食物，人也會感到開心，於是身體會告訴你，這個東西不錯，多吃點吧；而如果吃得過多，你會感覺到膩，對這個食物的興趣也會慢慢衰減；吃得太油膩，你會想要「解膩」，或是在吃下一頓飯時選擇清淡點的食物。

……

這樣的例子可以一直列舉下去，**飲食作為一個底層的生理需求，人類原本就有一套完整的體系告訴你該吃什麼、該怎麼吃、該吃多少。這些訊息是你直接感覺到的，而不是經過思考得到的結論。**

你靜下來想一想：

「我為什麼要因為一個數字來限制自己的吃喝？」

「我為什麼要憑一個數字判斷食物的『好』、『壞』？」

當你以創造熱量赤字作為動機去飲食和運動的時候，眼中就只會關注與能量收支相關的事情，從而無法感受到進食和運動本身的快樂。

我不建議你計算卡路里，最重要的原因是——我希望你可以把對能量收支的關注，轉移到對自己身體感受的關注上來。去感受身體的回饋，比計算和觀測能量的收支要有意義得多，而且——「瘦子」也是這樣做的呀。

觀察一下自己身邊的「瘦子」朋友，他們維持身材的「祕訣」，可不是腦子裡時刻計算著卡路里，很多人甚至都不知道千焦和大卡的換算關係。他們吃飽就停就是因為飽了，不想再吃了。

「瘦子」的進食過程是這樣的：選擇想吃的食物→進食→評估食物是否好吃，評估腸胃飽足感→得到食物認知（是否好吃）→吃飽了→不再吃了。

這是人體正常的生理認知，也是正常的進食習慣。

而當我們計算卡路里時，進食的過程變成了這樣：選擇低卡路里、不容易變胖的食物→規劃好每餐卡路里的攝取→即時計算熱量攝取，控制總量→結束進食。

用溫度計判斷嬰兒泡澡的水溫還算合理，畢竟成人的溫度感知系統跟孩子的有所差異，但對於自己的進食行為，放棄本能反應而使用邏輯判斷，就本末倒置了，而且越是這樣，你就越是難以正常、自然地飲食。

你吃得飽不飽，應該是肚子和腸胃說了算，而不是一個數字說了算。當你借助外部資料進行邏輯判斷的時候，進食行為的選擇在於卡路里的數字，而不是身體的感受。於是你不再因為個人喜好選擇食物，也不再吃自己真正想吃的食物，甚至食物的味道都變得無關緊要——只要卡路里足夠低，並且能填飽肚子，維持所謂的飽足感，食之無味的蒟蒻都能成為「好」東西。

同時你會越來越不相信身體，甚至有意無意地阻隔身體發出的訊號——你想吃這個，但因為能量會超標，所以你不讓自己吃；你明明不想吃那個，但因為那個食物卡路里低，所以強迫自己用它填飽肚子。

很多人羡慕「瘦子」總能做到吃飽就停。事實上，吃飽就停這件事，一定是因為身體感受到「飽」的訊號，然後做出的反應。「瘦子」能做到這件事，並不是有什麼超能力，跟自律也沒太多關係，只是他們更加相信自己的身體，更能感受到身體的訊號，同時，他們越是這樣做，這條感知迴路的運用就越熟練，身體的敏感度也越高，更容易在恰當的時候放下筷子。

當你從卡路里的觀念中脫離，試著用自己的本能反應進食時，起初可能會不知所措，甚至吃個不停，完全感受不到飽足感，很多人就此得到結論——你看，還是得依靠卡路里控制進食！

其實根本的原因是：你已經太久沒有使用身體的感知系統了，

長期的卡路里觀念讓你很難相信身體的感受，自然無法做出合適的判斷——**你根本就沒有去關注飽足感，甚至根本不允許自己感受到「飽」，又怎麼能讓自己像「瘦子」一樣吃飽就停呢？**

兒童自行車大多帶有兩個輔助後輪，小朋友可以很輕鬆地騎車，同時不用擔心摔倒。從玩具的角度來說，這是一個偉大的發明。然而一直帶著輔助輪，是無法學會騎自行車的，輔助輪的存在會讓人產生過度的依賴，並且不相信自己可以依靠平衡感騎車。

我還記得第一次讓陸涵騎沒有輔助輪的童車時，他驚慌失措，雙腳緊緊踩在地板上不敢向前騎，一直想換回他有輔助輪的自行車。他害怕摔倒，更不相信自己離開輔助輪能夠保持平衡。但如果不脫離輔助輪，平衡感——學會騎車本應該掌握的能力，也就難以得到訓練。

我小時候，家裡沒有帶輔助輪的自行車，只能騎大人的（我還記得，那是一輛粉紅色的淑女自行車）。每次在院子裡騎車，我都是讓外婆在後面扶著。有時候她追不上我，就暫時停下來，讓我自己往前騎，而我一旦發現外婆沒有扶著車，就會驚恐萬分地趕緊叫她過來扶。

有一次，我越騎越快，外婆無論如何都追不上來了，我也不知道她從什麼時候放手的，我就一直往前騎，不敢停下來，也來不及車，最後重重地撞到了牆上，膝蓋還流血了……但從那以後，我學會了騎自行車。

相信自己擁有保持平衡的能力，去適應、訓練這種感覺，可能還會經歷幾次摔傷，我們才有機會學會騎車。

卡路里之類的概念，就像輔助輪一樣，剝奪了你對自己的信任感，讓你不相信自己能夠像正常人一樣自然地進食。於是你依靠外部的輔助工具代替了本能的反應，不再感知身體的訊號，也許你可以依靠卡路里的數位讓自己吃到某個分量，但事實上你慢慢變得不會吃飯了。

4 ▸ 正常飲食邏輯：依靠本能反應進食

現在，暫時拋開任何關於體重、胖瘦、減肥的想法，回想一下，在不刻意干涉的狀態下，我們是怎麼吃飯的。

在自然狀態下，吃，是因為想吃了。至於想吃多少，人們會依靠過往的經驗判定個大概，然後在進食的過程中根據當下的飽足感做出即時的調整，總之，吃飽了，身心滿足了，就不再吃了。

此外，人們內心會有一張飲食清單，結合過往累積的經驗，知道什麼味道是自己喜歡的，什麼味道是一般的，什麼又是絕對不會再想吃第二次的。這個清單是即時更新的，你會嘗試以前沒吃過的食物，得到結論，寫入清單，也會在某次進食後，對某個食物得出不同的結論。

總之，你想吃哪種食物，在自然的狀態下，參考的依據是內心的喜好，而不是卡路里之類的指標。（當然也要感謝我們活在物質富足的時代，我相信遠古時期的人們在飲食清單上只有一條：不要讓自己餓死。）

同時，在自然狀態下，人們並不會無止境地一直吃下去，也不會每頓飯都大魚大肉——每個人都有自我調控的能力，飽足感訊號會告訴人們吃得差不多了，身體的感受（比如油膩感）也會讓人們想要搭配一些不同種類的食物，或是在吃下一頓飯選擇合適的食物。累積到的新經驗也會讓人們知道自己所需的分量是多少，喜好的食物是什麼。

也許你會覺得這樣的飲食狀態不可思議，或是遙不可及，事實上，每個正常的「瘦子」，甚至決定減肥前的你，都是這麼做的。實際執行起來，也不像文字描述得這麼複雜，一切都只是本能的反應，不需要額外干涉、刻意為之，就像我們總會把洗澡水開到合適的溫度一樣，一切都是自然發生的，所以我叫它「自然飲食法」。自然飲食法一共有 5 條基本的「原則」，但它並不是你過往接觸到的那些減肥的飲食原則，我更傾向於稱之為「正常飲食邏輯」。

放輕鬆，你其實不需要「學習」這些東西，其實我想做的只是讓你「回憶」起藏在你身體裡的本能，讓你正常、自然地去享受食物而已。

自然飲食法並不複雜，也不需要特地遵從，更不需要強迫自己做到，因為這就是每個人在正常狀態下的飲食邏輯。鑑於正在減肥的你大都並不處於「正常」的飲食狀態，所以也許你還是要重新認識一下這些正常的飲食邏輯。

本章我們要認識（或者說回憶起）的第一條正常飲食邏輯是：

依靠本能反應進食。

為了減肥，過去因設定了種種要求和限制，導致你不相信自己擁有自我調控的能力，不相信自己能做到吃飽了就不再吃了。長期以來依靠外部的限制（比如卡路里）而忽略身體的感覺，結果就是你慢慢失去了跟身體的聯繫，處於「非自然」的飲食狀態，當然沒辦法自然飲食，就像平衡感沒有得到訓練，便無法學會騎車一樣。

自然的飲食狀態，首先要把主動權交還給身體本能的反應，相信身體的調控能力，尊重內心的食慾，感知身體的訊號，做出飲食的決策和調整。你要做的，就是恢復自己和身體的聯繫，找回自然飲食的能力。想一下過去那些吃撐的感受，只要你能感覺到「撐得不舒服」，就說明你完全擁有自我調控的能力。

依靠本能反應進食，意味著拋開卡路里以及能量收支的觀念，正常地去飲食，像「瘦子」一樣，根據飽足感判斷自己是否吃夠了。相信自己的身體，讓自己從「輔助輪讓我不會摔倒」的認知，改變為「平衡感會讓我保持平衡」。

依靠本能反應，你才有機會讓自己感覺到飽，恢復跟身體的聯繫，然後再嘗試在恰當的時機停下來。就像先要拆掉輔助輪，試著保持平衡，然後才能學會騎車，最終越來越熟練。

這必然要透過多次的嘗試、練習，不斷累積經驗。就像沒有了輔助輪，你會摔倒，會受傷，會難過，依靠本能反應進食，拋開卡路里等觀念，你也一定會經歷各種不符合預期的進食行為，但其原因並不是你的本能反應不可靠，而是你跟食物和身體的連接，長期以來都被各種沒意義的情緒阻斷了，導致現在的你忘記了要如何應對各種身體的訊號，甚至根本聽不到這些資訊了。

好消息是，反正我們都打算用 300 天去減肥了，你有的是時間，去透過不斷嘗試，不斷練習，讓自己聽到身體的聲音，學會正確、合理地滿足身體的實際需求。從今天開始，吃你想吃的，拋開能量收支的概念，剔除掉那些因為限制、愧疚等無用情緒產生的雜音，專心聆聽身體的訊號。

其實你原本就擁有自我調控的能力，就像你知道天氣冷要加衣服，天氣熱要換短袖一樣，你心底一直住著一個「瘦子」，你需要做的僅僅是聽到他的聲音。

吃，就好好吃，去感受食物的酸甜苦辣，感受身體的飽、脹、撐、膩，而不是感受這一口菜多少卡路里。你應該在意的是自己吃得快樂嗎、滿足嗎、舒服嗎，並以此為目標，最大化地享受食物帶來的滿足感。不吃了，也是因為再繼續吃下去滿足感會降低，身體不適感會增強，而不是因卡路里超限所以不能吃。

拋開一切卡路里的觀念，你才有機會像一個「瘦子」一樣進食、運動、生活，你才能享受食物帶來的美好，知道自己想吃什麼，不想吃什麼。

也許你一時間不知道從何下手，沒關係，在本書的最後，我會透過記錄減肥法，結合每一條正常飲食邏輯，讓你更好地掌握自然飲食法。在此之前，你只需要按順序閱讀，試著理解這些理念即可。

Chapter 9

總是吃多怎麼辦

如果說減肥就是管住嘴邁開腿，

那麼前面我們解決了一個重要的問題——

如何邁開腿，如何持續地邁開腿，如何輕鬆地邁開腿。

現在我們要解決另一個問題——

如何管住嘴，如何持續地管住嘴，如何輕鬆地管住嘴。

正如前面章節所說，堅持只是讓運動持續的方式之一，

堅持不是目的。管住嘴也一樣，

管住嘴只是讓飲食合理化的方式之一，

限制攝取本身並不是我們的目的。

有沒有更好的解決方案？當然有。

在此之前，我們必須討論一下，為什麼減肥需要管住嘴。

也許你覺得這是個愚蠢的問題——

如果不管住嘴，一定會變胖呀；

如果不控制，一定會失控，我討厭失控。

那麼，為什麼你總是會失控呢？

為什麼你總是吃多，總是吃撐了才停下，

而不能像「瘦子」一樣吃飽就停？

你的答案大概就是「管不住嘴」。

問題在於，管不住嘴不是你的問題。

1 ▸ 失控不是你的錯

你為什麼總是失控？

不管你給出怎樣的回答，都會帶著對自己的失望甚至嫌棄。然後，在一番自我安慰之後，整理好決心和信心，依然帶上毅力和堅持上路。

你總是失控，總是對自己失望，總是鼓起勇氣再次開始控制，甚至比上一次更狠，如此反覆，並不會有什麼新結果。回頭來看是這樣一個過程，什麼都沒有改變，如圖 9.1 所示。

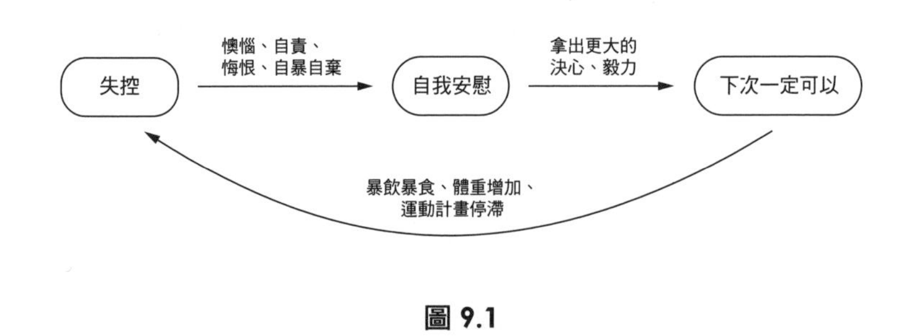

圖 9.1

問題出在哪裡？

想知道為什麼總是失控，不妨先思考一下，我們試圖控制的究竟是些什麼。減肥中的我們，想控制的事情，總結起來就是吃喝要限制、運動要達標、體重不能長，如圖 9.2 所示。

那麼問題來了：

「你憑什麼覺得你能做到這些？」

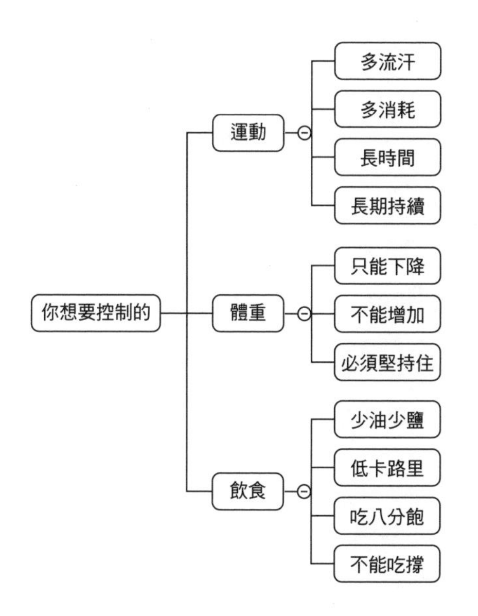

圖 9.2

「你憑什麼覺得能達到『少吃』的狀態？」

「你憑什麼覺得能保持『多運動』的狀態？」

「你憑什麼覺得體重會按照你所期望的方向發展？」

「你憑什麼能每餐吃到剛剛好？憑什麼一吃飽就停下？憑什麼不再暴飲暴食？」

也許你會覺得，失控是自己沒能堅持。但事實上，當你依靠堅持、毅心、自制，去做一件事的時候，你往往會處於痛苦和不快樂的狀態中，而從痛苦中盡快解脫是人的本能。就像你被開水燙了一下，第一反應肯定不是忍著，而是馬上用各種方式緩解燙傷的疼痛。

減肥中的人對自己的種種要求和限制，就像強迫自己把手伸到溫度很高的水龍頭下面一樣。

如果你依靠決心、毅力、自制，不允許自己做出舒服的選擇，你的身體最終也會促使你突破自制帶來的束縛——這是人的本能，我們總會傾向於選擇讓自己感到舒服的事情，盡量避免或者盡快結束讓自己不舒服的狀態。

讓自己不吃飯→餓了→吃了→吃多了……

強迫自己去運動→累了→不想動→放棄了……

只接受體重下降→體重增加→難過、焦慮、自暴自棄了……

這根本不是你的錯，更不是你沒有控制好！原因只是這些事情本來就超出了你的掌控！

誰都沒能力控制自己的食慾，誰都不想做自己不喜歡的事情，誰都沒辦法真正掌控自己的體重。

你想要控制的這一切，本來就沒辦法控制，結果也自然不會朝著你預期的方向發展。強行去控制，失控就是早晚的事情。

如果你認為失控是自己的問題，對自己失望、自責之後會試圖進一步去控制，更嚴格地要求自己。問題在於，你當下做不到的、不想做的事情，並不會隨著你的毅力和自制而發生改變。並且，過度的自我控制，還會帶來身體報復性的反抗，引來更多、更頻繁的失控，如此反覆，如圖 9.3 所示。

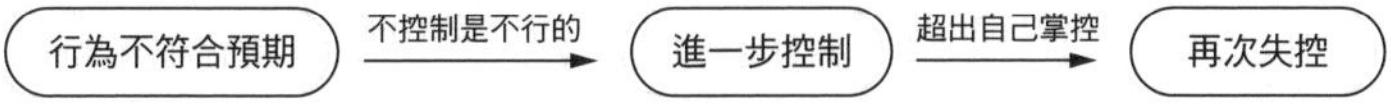

行為不符合預期 —不控制是不行的→ 進一步控制 —超出自己掌控→ 再次失控

圖 9.3

在很多人的工具箱裡，只有「控制」這一種方式——總是吃多，就讓自己吃少一點，總是想吃零食，就不讓自己吃……那控制不住自己，該怎麼辦呢？

事實上，控制並不是達到理想狀態的唯一途徑，它只是「管住嘴」的方式，而且越是控制，你離真正的理想狀態就越遠，搞不好還會誤入歧途。

2 ▸ 越控制，越失控

我經常收到留言說自己「又吃太多了」，覺得「很愧疚」「很懊惱」，感嘆「為什麼別人可以做到，自己做不到」。

關於「管不住嘴」的所有疑惑，你只需要記住兩句話：

1. 你現在本來就做不到。

2. 你沒必要做到。

遇到喜歡吃的食物，多吃了幾口、吃撐了，沒什麼大不了。**每個人都會吃撐，不論男女胖瘦，你跟「瘦子」的區別僅僅是吃撐的**

頻率。吃多、吃撐這件事是不可能徹底杜絕的，也不應該被杜絕。

如果把一個正常人每次進食的飽腹情況記錄下來，連成線大概是這樣的，如圖 9.4 所示。縱坐標代表飽足感，「10 分飽基準」就是一個吃飽吃滿足的狀態，或者說你認為「吃飽就停」的時機。實際情況是，人總會有吃撐的時候，你我不是機器人，不可能每頓飯都吃到剛剛好。

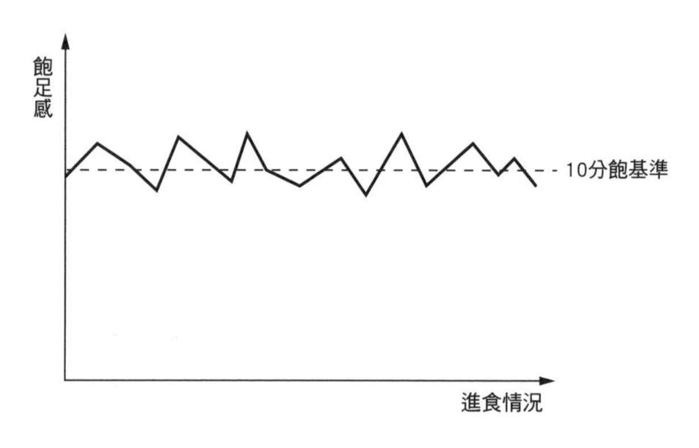

圖 9.4

如果你不在每次吃撐後進行刻意干涉，後續的情況基本會沿這條曲線發展——偶爾波動，但整體是穩定的。

當然，對於超重的人，整條曲線也許會略高於基準，波動的幅度也會更大，但長期來看，整體的形態大致如此。

很多人覺得自己正在減肥，害怕吃多了會變胖，於是會在過量進食後反省一番，結果就是，你無形中設置了一個更高的自我要求，如圖 9.5 所示。

在這樣的自我要求下，原本合理的飽足感波動會更容易被認定為「吃多了」。

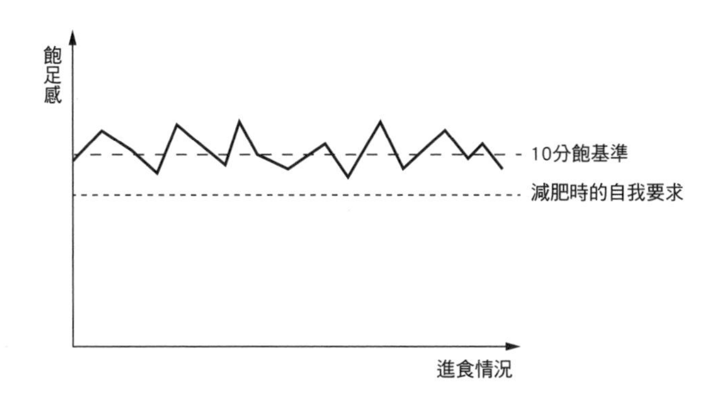

圖 9.5

你甚至還會特地量體重來見證、強化這件事情的影響，告訴自己：「你看吧，大吃大喝，又胖了！你變胖活該，一點自制力都沒有！之前的努力都白費了！」

每當陷入愧疚和懊惱等負面情緒中，你就會試圖做點什麼來改變，讓自己好受一些，於是就引來了更嚴格的限制、更高的自我要求和期待。

你必須進一步壓抑自己的食慾才能達到讓自己滿意的狀態，而這就為報復性暴飲暴食埋下了種子。實際的情況，往往會是這樣，如圖 9.6 所示。

每一次失控，在一番反省之後，伴隨著更大的決心，你會設置更嚴格的自我要求基準，開啟新一輪的控制。而普通人根本不會在「吃撐」這件事上展開太多想法，說不定下頓飯自然就會少吃點了。

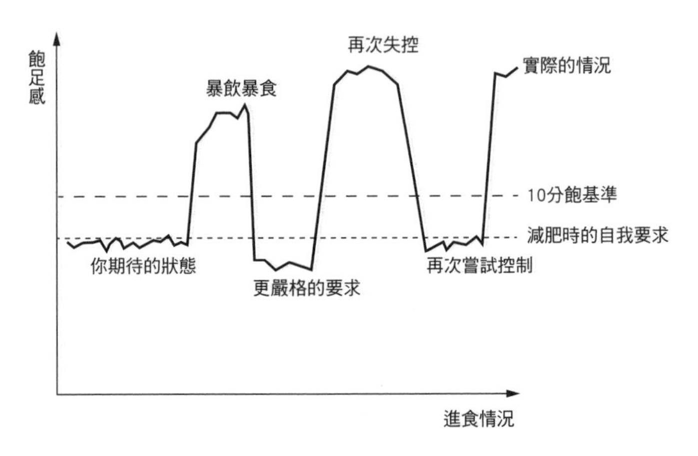

圖 9.6

坦白說，你現在本來就很容易吃撐，而且也不會有任何立竿見影的方法可以從根本上改變這一點。如果你現在每一餐的飲食狀態都是符合預期的，那也不用減肥了。

「容易吃撐」會是你接下來很長一段時間的常態，但你完全沒有必要試圖避免「吃撐」，坦白說這件事也無法避免。任何人都有吃撐的時候，我們真正需要避免的，是把吃撐以及其他飲食中不符合預期的行為定性為「失控」、「沒控制好」，因為與之對應的永遠只能是「控制」，而越是控制，越是容易經歷再一次失控。

3 ▸ 罪惡感讓你更想吃

沒有人可以一輩子不吃撐、不吃多，只是越是想要減肥的人，越覺得吃撐這件事是個大問題。

正常人的腦迴路是這樣的：「這個好好吃。唉呀，一不小心吃多了。」結束。

減肥中的人的腦迴路是這樣的：「這個好好吃。啊！怎麼辦？我根本停不下來，啊！我吃了這麼多！……我是豬嗎？我只有這點意志力嗎？我怎麼這麼沒用？為什麼別人可以？我是不是該好好反省一下了？嘴巴都管不住，如何管理人生？下不為例！下頓飯我必須開始控制了。」……

你猜，哪種人再次吃撐的機率比較大？

其實，大多數「瘦子」的腦迴路都屬於第一種。他們吃多以後並不會有太多愧疚和自責，這件事情只是簡單過一下腦子，該幹什麼就幹什麼。

而在吃多之後，減肥中的人就很容易沉浸在愧疚、罪惡感以及對自己的失望情緒裡，然後，會發生什麼呢？

「反正今天的總攝取已經超標了。」

「反正減肥看起來也沒戲了。」

「反正我就是這麼沒用！」

「……算了，繼續吃吧！」

罪惡感讓你吃了更多！

吃多之後有愧疚的情緒是正常的。重點在於，同樣面對這種愧疚，不需要減肥的普通人並不會過度焦慮，他們往往能透過停止進一步進食來止損，或是轉移注意力，把自己的愧疚感淡化——對於他們來說，這本來就不是什麼大事情。

而減肥中的人本身對食物就有著更高的戒備心，加上對卡路里的計算和攝取總量的限制，再考慮到吃多跟肥胖的關聯……一切都更容易讓他們因為過度進食感到焦慮和壓力，從而沉浸於罪惡感之中。

如果試著描述「今天吃多了」所產生的罪惡感，你會發現，無論怎麼表述，都離不開食物本身的「誘惑」——「這個滿好吃的，結果不小心又吃多了……」、「我真的好愛吃它，一定要戒掉啊！」

當你沉浸於愧疚和罪惡感之中，試圖讓自己「反省」這一切的時候，在無形之中強化了食物的誘惑，順便提醒了大腦：進食行為會帶來快樂。更重要的是，在這之後，當你想做點什麼試圖從負面情緒中解脫時會發現，最廉價、最快捷的方式，就是在過去你曾一遍又一遍建立的認知——吃。如圖 9.7 所示，負面情緒反而讓你吃下更多。

結果就是，為了「彌補」超出自我要求的進食分量，你陷入自責和愧疚，而為了應對種種負面情緒，你又會再次尋求食物的安慰，結果吃下了更多。在這之後，你甚至會使用極端方式消除食物來「彌補」多吃的分量，結果情況越來越糟糕。

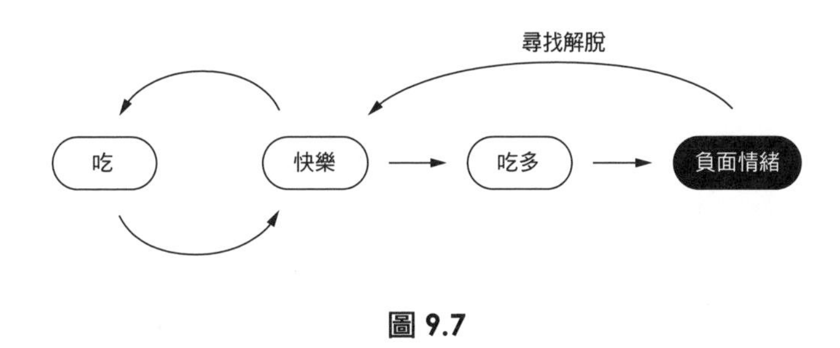

圖 9.7

真正的失控並不出現在最初我們感到吃多了的時刻，單純地吃多、吃撐很正常，而問題在於，吃多了之後，內心的羞恥感、罪惡感、失控感和絕望感這些自責的情緒讓你一時間不知所措，最終往往只能一邊抗拒，一邊走向徹底失控——吃個不停。

4 ▸ 正常飲食邏輯：吃多了，過了就過了

一直以來人們都會覺得「罪惡感」應該是個有利於行為修正的好東西，畢竟我們從小就覺得做錯了事必須自我檢討，感到愧疚和罪惡，甚至自我懲罰一番，才會下不為例。

然而，很多心理學相關實驗和實際生活的經驗都告訴我們，罪惡感對我們「改正錯誤」並沒有太多幫助。反倒是罪惡感的對立面——對自己的行為諒解，有助於我們減少徹底失控的次數，做出

更多理智的行為，如圖 9.8 所示。

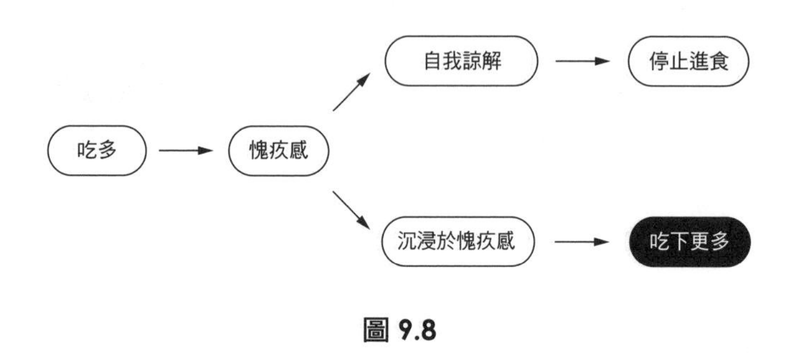

圖 9.8

改變行為的關鍵並不在於對自己「狠一點」，眾多研究都表明，自我批判會降低積極性和自制力，而且也是最容易導致憂鬱的因素。

當你對過量進食的行為進行反思時，愧疚感、罪惡感和種種糟糕的情緒會讓你討厭自己。

你試圖透過反思讓自己「記取教訓」、「下不為例」，甚至為了讓自己「長記性」訂下自我懲罰的計畫，比如晚上不吃飯。

其實你根本不需要吸取什麼教訓，吃多、吃撐真的很正常，並不是你沒控制好自己，更不是因為你很失敗、低人一等。你也不可能透過這次反思，讓自己在此生餘下的時光裡永遠只吃到剛剛好，從此不再吃撐——光是打出這行字我都覺得不可思議，我們怎能用這樣的標準要求自己呢？

所以，永遠都不要跟自己說什麼「下不為例」，你要告訴自己「這沒關係」。選擇自我諒解，不沉浸於那些負面情緒，自然也就不再需要依靠（進一步）進食來自我安慰了。

自然飲食法的第二條正常飲食邏輯是：

吃多了，過了就過了。

偶爾吃撐了，就撐了，過了就過了，其實這時候通常也就比正常食量多了兩三成，即便真的暴飲暴食，最佳的選擇也是不再糾結於此。

此外，不要消除食物——催吐、過量運動、吃消食藥等方式都沒辦法清除掉你已經吃進去的東西，飯後馬上喝優酪乳，實際上也不會有助於消化，反而會讓你感到更撐。順帶一說，優酪乳及其他乳酸菌飲料的「助消化」作用，真的極其有限。最後，不要在過量進食之後量體重，此時得到的數值跟胖瘦沒有任何關聯，只會加深你的負面情緒。

如果你一定要「反思」點什麼，告訴自己：

「每個人都會有吃撐的時候，我也不例外，我只是個普通人。」

「我還沒有變成真正的『瘦子』，本來就容易吃撐。」

「吃撐了，不是我沒控制好，更不是我不夠優秀，正常人的進食行為從來不需要自制和克制參與。」

再試著問自己：「我現在感覺如何？如果我的好友遇到了同樣的狀況，我該如何安慰他？我會說什麼鼓勵的話？」

第二條飲食邏輯的核心思路是在自我諒解的基礎上，盡快翻頁——結束一切思考，不再因此產生任何情緒，去做其他事情，就像所有「瘦子」一樣。如果你還做不到像「瘦子」那樣自然地進食和生活，至少先學會他們對待食物以及過量進食的態度。

5 ▸「搬磚問題」和「種花問題」

你因為吃多了感到愧疚、罪惡，這些糟糕的感受的根本來源是：你心裡知道該怎麼做，知道什麼是「更好的」，但你現在做不到——這句話其實到這裡就該畫上句號了，只是大多數人的想法是：「我現在做不到，所以我該努力讓自己做到！」

我收到過太多提問，都是關於剛開始瘦身不久，總結了自己好多「問題」，然後試圖透過解決這些問題改變當下境遇，但多次嘗試都未能見效。

多年的學生生涯，讓我們在面對不符合預期的事情時，習慣於透過「發現問題→解決問題→總結經驗」的方式應對。「一分耕耘，一分收穫」的思維模式，讓我們覺得問題解決不了，是自己不夠努力。

然而，現實世界的運行規則並不是這樣的。「一分耕耘，一分收穫」的事情少之又少，大多數時候都是「一分耕耘，半分收穫」，甚至「一分耕耘，啥都沒有」。此外，「一分耕耘，一分收穫」也並不代表，兩分耕耘會有兩分收穫。

很多事情的設定，原本就不符合我們的預期，你做再多努力，也難以改變——那該怎麼辦呢？

很簡單：

1. 接受現狀。

2. 改變預期。

3. 做好當下。

拿減肥來說，你覺得總是喜歡吃甜食是個「問題」，那麼首先要做的並不是透過各種方式讓自己戒掉甜食，而是意識到自己喜歡吃甜食，並且接受這件事。其實，食品製造廠商費盡心思製造出可口的食物，你不愛吃才有問題。

你想吃多少，想吃什麼，是源自自己的內在需求，這件事情不存在是非對錯，花心思批判、壓抑這些需求，不如認真地傾聽和回應它們。你目前的飲食方式已經持續了很久很久，你也不是胖了一天兩天了，你所發現的一切「不正常」的「飲食問題」，都沒法在十天半個月內就徹底改變。

其實，你完全沒必要要求自己吃飽就停，更沒必要讓自己一定要管住嘴或是戒掉什麼食物。因為，你根本管不住，也根本戒不掉任何東西——回想你過去限制飲食的經歷，我想你應該承認這件事，這沒什麼可羞愧的，你我都一樣，任何人都一樣。

被壓抑的慾望，總有一天會加倍奉還。而當你徹底失控後，暴飲暴食多吃的量，絕對抵得過你少吃的那幾頓飯。而且每次失控後對自信的傷害，也不利於你恢復到一個正常的飲食狀態。

人是沒有辦法（也沒有必要）壓抑身體本能需求的。你越是想對抗食慾，越是朝著錯誤的方向發展。食慾本來就來自於你本身，食慾就是你的真實想法——你餓了，你想吃，你需要補充能量。這一切甚至不需要邏輯思考，它是底層需求，螳螂、蜘蛛為了繁衍後代甚至會吃掉自己的配偶，你覺得它們會思考「當我吃配偶時，我在想什麼」嗎？

我們進化出複雜的大腦、高級的思維能力，不是為了讓你對抗食慾的。以食慾為敵，把每一次想吃的念頭、吃多的行為認定為「罪過」，才是真正的罪過。不懂得尊重食慾，便很難學會正常飲食。

你在減肥中遇到的絕大多數問題，都不是什麼問題。它們沒有答案，不應該被解決，當下也沒辦法解決。這些問題，實際上就是「現狀」——你現在就是這樣，所有那些不符合你預期的進食行為，就是當下的你。而你需要做的不是試圖解決問題，而是接受現狀，老實講，你也沒辦法簡單粗暴地透過控制和干涉解決問題。

一切的關鍵在於，沒有任何一個嬰幼兒會有「我現在應該像大人一樣會走路」的預期。所以你需要的不是反省，而是看清當下所處的階段。在飲食方面，你其實只是個在「爬行期」的嬰兒，卻天天苦惱自己總是會摔倒。

人的煩惱大多來自過高的預期，而這種預期又源自沒有認識到自己所處的階段，或者說沒看清跟理想狀態的差距。每個人都想改變現狀，卻沒看清自己所處的位置。人們總以為，自己跟理想狀態不過一步之遙，向前邁一大步，踩在理想狀態上，剩下的都交給堅持和毅力，保持住身體平衡，後腳跟上，那達成目標指日可待，如圖 9.9 所示。

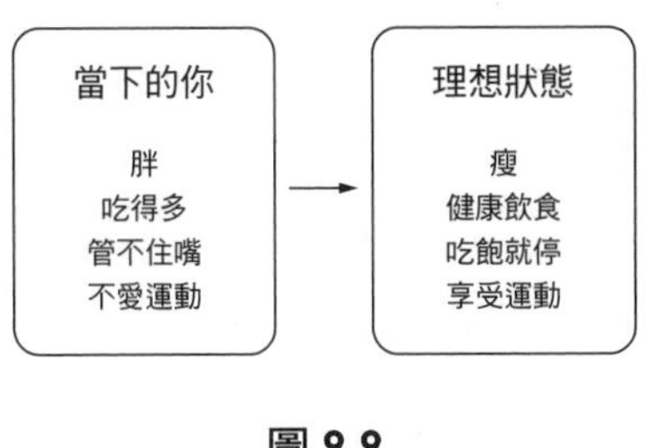

圖 9.9

然而現實是這樣的，如圖 9.10 所示。

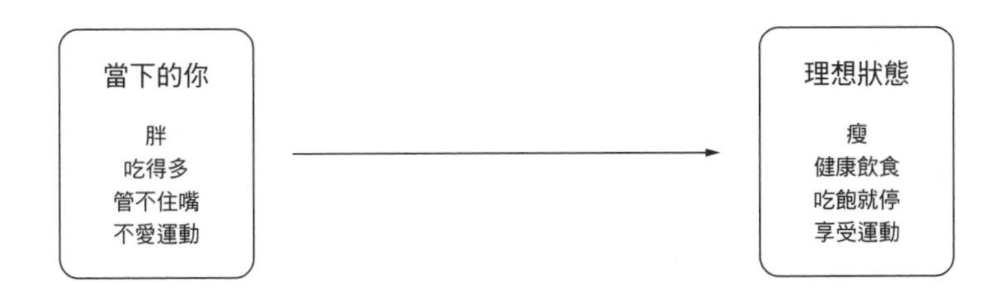

圖 9.10

你和理想狀態之間，不論是從時間上還是空間上，都隔著很長的距離。太多人每次只想著向前跨一大步，卻從沒考慮過能否站穩腳跟，更沒看到自己每次其實都只是腳踩進了理想狀態，而腦子和大部分身體還留在原地。來來回回也沒走多遠，體力和信心都在起點用光了。

你以為過往減肥失敗是因為定力不好、毅力不強，甚至天生平衡感差，而你從未思考——其實步伐小一點就可以了。向前邁一大步，看起來很快，可是後面的時間都用在「維持」上，到頭來還不如一步一腳印。

你跟理想狀態的距離顯然不只「一步之遙」，至少從時間上，你需要 300 天。但好消息是，每走一步，距離就縮小了一步。看清楚你在哪裡，看明白當下和理想狀態之間的距離，接受現在的自己，面對現狀，才是一切改變的開始。

接受，意味著不糾結於當下，不糾結於現狀和理想狀態間的差距，不急於達到理想狀態。比如，不再懊惱、悔恨和自責，不再制訂根本做不到的飲食和運動計畫；解決不了的問題，就放在那裡，你不需要帶它們上路（當然，這些問題也許會跟著你走一段，如果你三不五時就停下來「點名」，它們自然不敢落後；但如果你一心向前，總會遇到新的「夥伴」，總會見到更好的自己）。

對於當下種種你覺得不合乎預期的行為，你能做的並不多。**分清楚力所能及和力所不能及的事情很重要。**我們可以把日常生活中發現的「問題」分成兩類。一類問題，是可以透過付出夠多的精力完成的。比如搬磚，只要確保自己的體力充沛，搬一百塊磚跟搬一萬塊磚，本質上是沒有區別的。

每多搬一塊磚，解決問題的進度就有一塊磚的進展，一分耕耘，就能帶來的一分收穫。甚至在過程中還可以研究一些搬磚的技巧，提高搬磚的效率，讓一分耕耘，帶來兩分收穫。對於這類問題，你只需要盡可能投入更多的時間和精力就可以了。

而另一類問題，是一分耕耘，結果很可能「什麼都沒有」——你付出的行動對結果的推進是無法量化的。比如種一朵花，你無從知曉一次澆水、一縷陽光能讓那顆種子長大多少，事實上種子在未來的很多天裡，都會保持一粒種子的狀態，你甚至不知道它到底有沒有繼續生長，你能做的就只是確保自己每天照顧好它。對於這類問題，我們能做的就只有完成每天力所能及的事情，然後「**靜待花開**」。

很多焦慮，源自不知道如何應對。隨之而來的恐慌，卻又逼迫我們盡快做出行動，去解決問題。在行動之前，你不妨先思考一下，眼下的問題是「搬磚問題」，還是「種花問題」，然後再選擇合適的方法去應對。

減肥這件事，明顯是一個「種花問題」。所以，它不值得你每天投入大量的時間和精力去分析、去糾結、去做出種種過度的反應。你能做的就是每天照顧好那顆種子，然後等它發芽、生長、開花、結果。春天總會來的。

這也許有點「雞湯」，但事實如此。飲食方面的問題，你越是去糾結，越是試圖干涉，結果越是糟糕——想想你過去的那些經歷吧。

所以吃多了怎麼辦？

最好的辦法就是，不要去想「怎麼辦」。你種種飲食上的問題都不是問題，這些問題根本就不是你現在有能力解決的，更重要的是，它們也不應該被解決。其實，很多問題最終被解決的方式，往往也跟「解決」無關。就像你小時候瘋狂癡迷的那些事情，突然有一天你覺得它們索然無趣。

Chapter 10

減肥，減的是心

不控制飲食，就不能減肥嗎？

或者說，減肥就必須控制飲食嗎？

這類問題完全可以成為一個辯論題目，

不過我並不打算就此展開辯論，我只說兩點。

首先，從自然飲食法的角度來說，

「控制飲食」並不是一個正常的飲食邏輯。

你瘦身的目的是要變成一個正常人，

能夠正常、自然地進食，

所以一切你認為是刻意的、非正常的飲食邏輯，

都是要盡量避免的。

其次，控制飲食，真的很難讓你真正瘦下來。

1 ▸ 你不是吃胖的

為什麼減肥就不能吃想吃的？為什麼減肥就得控制飲食？

也許你會回答：「因為我過去就是管不住嘴才變胖的啊！」

所以你得出結論——想減肥，就要管住嘴，吃得少，體重才會下降。

看起來似乎沒問題，接下來我想先離個題，和大家分享一個「永生」的祕密。

想永生，就三個字：別喝水。一旦你這輩子喝過水了，就不可能永生了。因為，所有喝過水的人類，最後都死了……

雖然結論荒謬，但推導的過程可是「有理有據」的。

〔觀察〕喝過水的人類，最後都死了。

〔推論〕水導致死亡。

〔建議〕想永生，就別喝水。

類似的還有：

〔觀察〕消防車、救護車、警車出動時，總是有危急情況發生。

〔推論〕這些救險車輛導致了危險情況。

〔建議〕想讓城市太平，就不要讓這些車上路。

基於觀察到的客觀事實，卻得到一個可笑的結論，根源在於，我們錯把「相關性」當成了「因果性」。

「吃得多」和「胖」這兩件事，也被畫上了等號。

〔觀察〕胖的人總是吃很多。

〔推論〕吃得多導致體重增加。

〔建議〕想減肥就要少吃。

我們對兩件事因果關係的認定，往往只基於觀察到的現象之間的簡單關聯：因為發現自己略胖，而且吃的總是比「瘦子」多，所以就認為，胖是因為吃多了。

「吃得多」和「胖」成因果關係嗎？

建立兩件事嚴謹的因果關係，具有相關性，僅僅是條件之一。

飲食和體重當然有相關性，但是這種相關性至少存在6種可能：

1. 吃得多，導致了體重上升。
2. 體重上升，導致了吃得多。
3. 其他原因導致了體重上升，以及吃得多。
4. 吃得多導致了體重上升，體重上升也導致了吃得多。
5. 吃得多，導致了另一個事件，然後引發了體重上升。
6. 吃得多和體重上升的相關性僅僅是巧合。

如果我們要證明「吃得多」和「體重上升（胖）」存在因果關係，從而得到「少吃才能減肥」這一結論，至少還需要證明「吃得多」是先於「體重上升（胖）」發生的，並且除了「吃得多」，沒有任何其他因素會導致「體重上升（胖）」了。

那麼，有沒有可能是因為胖，身體所需的能量供給多，所以才本能地想多吃呢？或者有沒有可能因為第三種因素，比如行為偏好的改變、生活環境的變動，甚至疾病，導致你容易吃多，同時又讓你體重上升呢？

當然有可能呀！

我們過去的認知是：

1. 吃得多，所以胖。

2. 想要減肥，就要少吃。

3. 少吃才是瘦身之道！

這似乎沒什麼問題。

現在我們把前提對調一下：

1. 胖，所以吃得多。

2. 降低了體重，才能吃得少。

3. 瘦下來自然就吃得少了！

是不是也同樣成立？

邏輯上來講，如果你認為「少吃才能減肥」，那恐怕也得接受「（透過其他方式）瘦下來自然吃得少」。（什麼？後者聽起來像廢話一樣。但你以為「管住嘴」就是什麼金玉良言嗎？）

飲食和體重之間的相關性，並不能直接建立它們的因果關係，也無法由此得到「少吃才能減肥」這種結論。

由相關性直接得到的「方法」，往往不那麼可靠，就像「不喝水可以永生」、「救險車輛不上路，城市就能太平」。

只不過，有些結論的荒謬並沒那麼明顯，聽起來似乎還合情合理，所以我們難免會掉入陷阱。

現在再來回想一下，每天充斥在身邊的各種「某某食物會讓你變胖」、「減肥不能做的事」之類的資訊，其實也是錯把相關性當作了因果關係。

重點在於，即便因果關係成立，也未必能用來解決問題。

「少吃多運動」適合拿來作為減肥方法嗎？這句話如果真有用，你早就瘦了，而且世界上也不會有需要減肥的人了。

畢氏定理叫方法——可以學、可以實踐、可以解決問題。

「少吃多運動」最多只能算是叮囑，就是每個人心裡都知道的一句空話。它沒有解決減肥中的任何問題，比如如何做到少吃多運動，如何長期持續少吃多運動……

你每天焦慮的各種易胖的原因，未必跟胖瘦有因果關係。由因果關係倒推出的方法，未必適合解決問題。

瘦身的過程中並不需要遵從任何飲食原則，因為如果你真能做得到，早就做了，而如果你做不到，勉強自己去做，也無法長久。

嚴格的飲食安排和攝取限制，更應該適用於有健美需求的人，而不是正在減肥的你。

瘦應該是自然的生活狀態，而不是刻意控制和堅持下的管住嘴邁開腿。你若真的在變瘦，那麼對現在減掉的每一公斤，都不應該擔心在日後反彈。

就像「堅持」只是持續的一種方式，我們可以用更聰明的策略讓自己持續地運動一樣。在飲食方面，既然限制熱量攝取是擔心自己吃多會胖，那麼就去找到更好的策略，讓自己合理化進食。**限制不是目的，讓自己主動吃得健康合理才是目的。**

也許你會說，我過去就是總管不住嘴才變胖的，其實，在你決定管住嘴之前，你的「胖瘦屬性」就已經確定了。

2 ▸「管住嘴」，為什麼沒用

想像一下：你肚子餓了，而現在在你的面前，正擺著你最喜歡吃的食物。但很可惜，在過去的觀念裡，它的卡路里很高，營養價值很低，看起來也很油膩……它甚至被各種文章視為「想減肥絕不能碰的食物之一」。但，你就是喜歡吃，並且現在餓了，你想要吃。

那到底是吃還是不吃呢？過去的你會覺得：一定要管住嘴！不能吃！吃了這個，相當於白跑 2 小時！這時候自制力就登場了——最終，你成功拒絕掉了你最喜歡吃的食物。你並不會為自己鼓掌，因為此時你的內心多半還在煎熬——這畢竟是你最喜歡吃的東西，但為了減肥，你不允許自己吃。

這樣看來，自制力的確在減肥中扮演著至關重要的作用，似乎離開了它，我們肯定會一天天胖下去。先把自制力放在一邊，想想你每一天的生活，每一個決定，每一次取捨，每一個行為——它們是怎麼產生，怎麼執行的呢？如圖 10.1 所示。

「自制」並不是發生在最初思考和決策的過程，而是在得到關於能不能做的判斷之後，強行修正不符合預期的決策。舉例來說，如果我們需要讓自己透過「自制」不去做一件事，實際的過程如圖 10.2 所示。

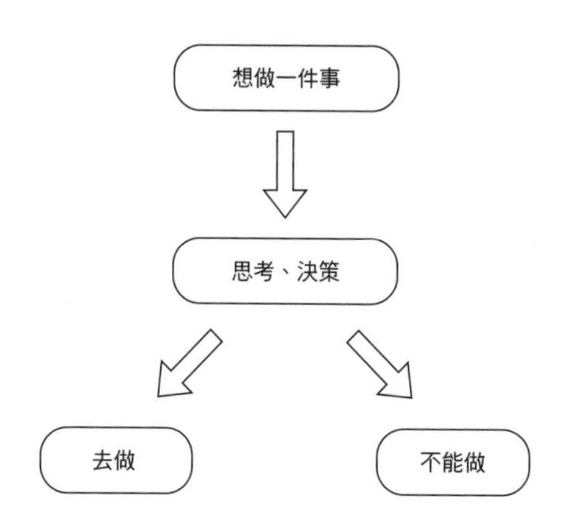

圖 10.1

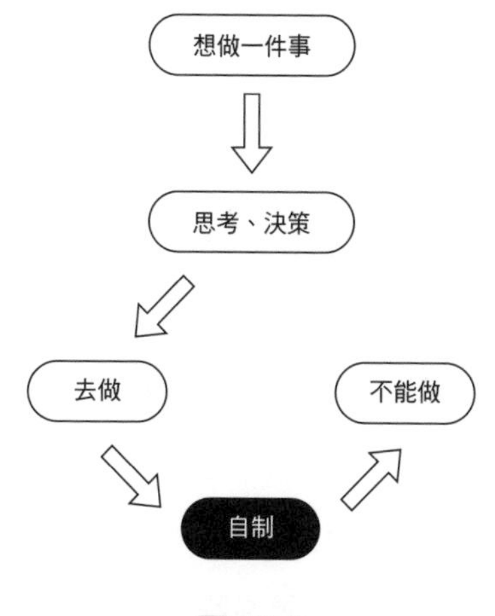

圖 10.2

當然，自制力並不是一個壞東西，它常常作為最後一道保險，防止人們做出種種出格的、愚蠢的、不合時宜的甚至違反法規的事情。但對於減肥來說，自制力的作用實在有限。**因為胖瘦的本質區別，不在於最終是否吃了或沒吃，而在於一開始想不想吃、想不想運動——這恰恰是自制力無法干涉的事情，但這是決定胖瘦的關鍵。**

就像前面的例子——即便你不允許自己吃，最終沒去吃，可這個食物依然是你最喜歡吃的，而且你也很想吃到它，依靠自制力管住嘴，反而會使你對食物更加渴望。

《自制力》一書中，有這一段話：

有意識地戒菸，聽起來似乎很簡單。但心理學家知道，大部分人做決定的時候就像掛了自動檔，根本不知道自己為什麼做決定，也沒有認真考慮這樣做的後果。最可恨的是，我們有時根本意識不到自己已經做了決定。

有一項研究調查人們每天會做多少和食物相關的決定——人們平均會猜 14 個，而如果我們認真去數的話，這種決定大約有 227 個。

人們是在毫無意識的情況下，做出這 200 多個選擇的，而這僅僅是和食物相關的決定。如果你都不知道自己在做決定，又怎麼能控制自己呢？

人體就像一個「大公司」，雞毛蒜皮的事情由「各個部門」負責就好，如果每件事都需要「領導層」決策，那真的會累死大腦。大多數時候，「領導層」只需要掌控大方向，對重要的事情透過思考做出判斷和決策就足夠了。自制，就像「董事會」，通常也只介入和干涉「領導層」的重大決策。

生活中的大多數決策，都是在不知不覺中由人的潛意識完成的，這部分決策，很難被自制所影響。就像同樣站在麥當勞門口，一個人想不想走進去吃，愛不愛吃，想點什麼餐，想怎麼搭配，甚至最終會吃多少，在他吃這頓飯前就已經決定了。而大多數人卻把精力放在如何讓自己不去吃，以及如何控制攝取上。問題在於，你不可能控制住所有行為，也不可能控制一輩子，如圖 10.3 所示。

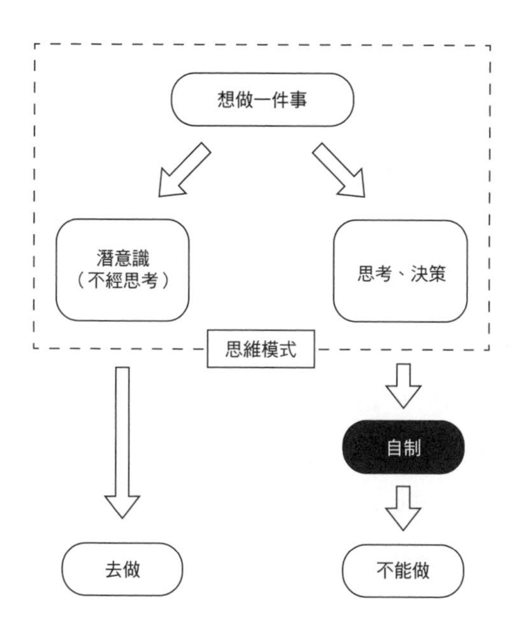

圖 10.3

自制力，本來就很難真正地改變人的行為模式，加上大多數行為是由我們的思維模式、潛意識直接決定的，壓根就不會受自制力的干涉，所以，即便是我們盡可能地做到自制，能影響和改變的行為也只有一小部分。

我並不否定自制力的作用。但重點在於，需要借助自制力的事情太多了，而我們的精力和自制力都是非常有限的，所以我更希望你能把它運用在更需要它的地方，讓它發揮更大的價值——顯然，對於減肥來說，自制力無法帶來多少實質性的幫助。

自制力對於減肥，就像用 16GB 的 iPhone，在每一次彈出「空間不足」的通知後，你皺著眉頭刪照片、刪 App、刪聊天紀錄。面對「空間不足」的通知，你似乎形成了條件反射，只想到不停地刪刪刪，甚至想盡辦法節省空間，卻忘了去從根本上解決這個問題。你實際想要的，是更大的儲存空間、更暢快的使用體驗，讓你能夠不再耗費額外的精力和心情——換支 512GB 的 iPhone，才是解決問題的根本。

在減肥中，你一次次想借助自制力，修正當下的行為決策，從而抵制種種誘惑或懶惰。但你內心實際想要的，是徹底修正行為模式，讓自己吃最喜歡吃的，同時能收穫身心的雙重滿足，以及找到新的更健康的最喜歡吃的食物，不再為每一次的吃喝糾結，不再為「胖」而煩惱，才是你的追求。

3 ▸ 瘦是什麼

很多人向我諮詢瘦身問題的時候，都會提到自己是「易胖體質」，具體表現為很難瘦下來，總是復胖，甚至「喝水都會胖」。其實，我在 100 公斤那陣子也是這麼想的，直到瘦下來以後，回顧過去的生活，我才明白了兩件事：

1. 一旦開始變胖，很容易越來越胖。

2. 一個真正的「瘦子」，很難胖起來。

當然，存在先天肥胖或者基因的差異，但即便存在所謂的體質差異，你也要相信自己完全有能力從所謂的「易胖體質」變成「易瘦體質」。回到減肥的起點，絕大多數人想減肥的動機都是：肚子大、腿粗——想局部瘦，或是體重超重——想減體重。

所以絕大多數關於減肥的問題，也無外乎：如何瘦肚子、大腿、腰、臀、手臂、臉……如何在幾個月內減多少公斤（如何快速地減重）。

形成易胖體質，更多是因為你的**減肥出發點錯了**，不僅到達不了正確的目的地，還很容易誤入歧途，瘋狂運動、極端節食、藥物減肥，然後呢？你的體重降低了，你的易胖體質因此改變了嗎？

減肥的終極目標並不是瘦肚子、瘦大腿，也不是要減到某個體重數值，而是回歸到一個**身體和心理的健康狀態**。一個正常的「瘦子」，不僅僅是體重處於正常範圍。體重正常，是身心健康狀態導致的必然結果。

人們喜歡用「胖豬」、「懶豬」形容好吃懶做、身材肥胖的人。因為胖的人總是缺乏活力、精力，似乎也沒多少自制力、行動力。可是換個角度想，如果把這些特質安在任何一個人身上，想不胖都難。

我體重 100 公斤那陣子，去離家只有 800 公尺的商場，寧可多繞 1 公里開車過去，也不肯走路。我那時候要是能做到管住嘴邁開腿，根本就不會胖了。對於胖的人來說，「少吃多運動」難以執行下去，原因並不是意志力比「瘦子」差，而是執行起來的難度本來就跟「瘦子」不同。胖的人，行動力會降低，變得沒有活力，也就越來越難減肥，結果就是越來越胖，如此循環。想吃多、懶得動，這些只是結果，根源在於我們陷入了「胖子」的「生活模式」，並且越陷越深，如圖 10.4 所示。

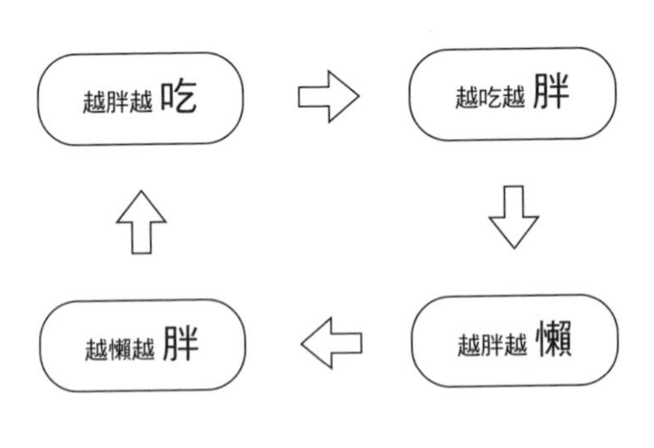

圖 10.4

你觀察過身邊的「瘦子」朋友嗎？

我老婆就是個「瘦子」，我喜歡吃漢堡、炸雞、披薩、火鍋，她也只能無奈地跟著我吃。她陪我一起經歷過我變胖 20 公斤再減重 30 公斤，而這麼多年她體重一直都穩定在 50 公斤左右。後來我發現，她不論吃什麼，都很少把自己吃撐，知道自己吃多少會飽，飯後自然地想站站，走走路。

還記得有家披薩店外送做活動，買一送一。我看到廣告超級興奮，要下單之前，她就說：「買回來根本吃不完啊。」我用堅定的眼神看著她說：「放心，有我在！」

2 個披薩到家，她吃幾塊飽了就不吃了，最終我吃了將近一個半披薩，撐得要死。我覺得披薩不經常吃，因為吃太多會胖，這次吃了下次就不能吃了，那索性這次就吃個爽……吃光所有的披薩後，我只想躺在沙發上，而我老婆想出門散個步，而且尋思著下頓飯要吃得清淡點。

減肥中的人只關注自己吃了多少，攝取了多少卡路里，然後試圖讓自己跟「瘦子」吃的一樣少（哪怕這樣根本吃不飽），以為這樣就可以變成「瘦子」了，結果往往因為長期的壓抑，變得更想吃，吃得更多。

事實上，「瘦子」對自己的身體和需求有更多的瞭解，他們能夠聽到並且遵循腸胃發出的訊號，從而自然地、恰到好處地滿足自己的食慾。他們在選擇食物（種類、搭配、分量）的過程、進食的過程、吃飽後的行為選擇，都與我們不同。

現在的我，作為一個正常的「瘦子」，吃飽會自然停下來，飯後也會想站一站，散個步，覺得短途的步行也沒什麼；飲食也變得越來越健康，會嘗試以前打死也不吃的各種蔬菜，吃垃圾食物的次數自然而然地減少了，因為我更喜歡「精緻」一些的食材。

有點諷刺的是，曾經對披薩近乎狂熱的我，直到瘦下來才發現，我似乎不太能代謝起司，所以每次吃完披薩之後都是有點難受的。此外，作為一個從小把牛奶當水喝的人，直到這幾年我才發現自己有輕度乳糖不耐……所以現在極少吃披薩，平常用豆漿代替牛奶——只是單純為了讓腸胃更加舒適。

以上這些行為轉變，都是自然的、自發的，跟減肥、怕胖、維持體重沒有任何關係。我減肥前、減肥中、減肥後每天都是吃我想吃的，只不過我更加瞭解了自己的需求，學會了讓自己吃得更舒服、更滿足。很多人減重後，體重又反彈了，於是開始分析自己飲食和運動的問題。其實復胖的原因就四個字：沒瘦下來。

想像一下：明天一早，你睜開眼，就到達了目標體重——這應該是很多人夢寐以求的事情吧。如果這真的發生了，你會如何度過這一天？你的生活方式會有所改變嗎？事實上，骨子裡你還是一個「胖子」，你依然有著「胖子」的思維方式、行為習慣，只不過被裝在了一個沒有超重的皮囊裡而已。

定義胖瘦的並不是體重機上的數字是否在某個範圍裡，而是你的生活方式是處於「瘦子模式」還是「胖子模式」。體重「像」瘦子，行為上「模仿」瘦子，如果沒有一顆「瘦子」的心，沒有打開「瘦子」的生活模式，本質上你依然是個胖的人，你還是會跟 100 公斤的我一樣，面對 2 個披薩時會做出同樣的行為。

一夜暴瘦也好，節食＋瘋狂運動也好，如果你沒有真正完成從「胖」到「瘦」的生活模式的轉換，有很大機率還是會復胖的。讓自己少吃或不吃，更多只能作為降低體重的手段，而不是減肥的必要條件。控制飲食並不會讓你變成真正的瘦子，因為你還是想吃，只是告訴自己「不能吃」、強迫自己「不去吃」而已。而真正的「瘦子」，不吃，是因為不想吃，不吃多，是因為吃飽了。

我知道，的確存在意志力超強的朋友，可以做到過午不食甚至徹底斷食，然而單純地少吃或不吃，對你的減肥幫助實在有限。這不是能不能做到的問題，而是有沒有意義的問題。

你要改變的是想吃多少，而不是實際吃了多少——前者決定你的胖瘦屬性，後者只決定你在復胖前的體重。

減肥的終點，是面對食物時能輕鬆、正常地吃喝，自然地吃到舒服滿足，而不是依靠計算卡路里等方式限制攝取、維持體重。

胖的原因並不在於吃得多、動得少，而是你的行為模式註定了你會是胖的一個狀態，減肥真正要改變的，不是我們超出正常範圍的體重，而是整體的行為模式，這才是「胖子」和「瘦子」的真正區別，也是「瘦子」可以長期作為一個「瘦子」的真正原因。

行為模式沒有改變，把你裝進 50 公斤的軀殼裡，你還是會胖回去。瘦是一種生活方式，減肥的實質其實是行為修正，體重回歸合理化只是自然的結果。理解這句話很重要。

4 ▸ 正常飲食邏輯：允許自己吃

不允許自己吃，但內心還是想吃——過去的減肥方式，從未真正改變過你的行為習慣。控制只是治標不治本的方法，而且過程往往苦不堪言。

很多人都會把自己每日的三餐傳給我看，問我「這樣吃可不可以」，或者問我「減肥的時候能不能吃甜食、巧克力、零食」，又或者想請我提供一個減肥食譜。我想說的是：一旦你對這些問題感興趣，就說明你正在掉入減肥的「大坑」裡。當你開始對「減肥的時候，能不能吃……」展開思考時，首先要想的問題其實是——**減肥成功之後，怎麼吃。**

一旦你心裡有「等我瘦下來以後，就可以吃……」的想法，結果很可能是，你根本瘦不下來，或者說遲早會復胖。如果你把自己的飲食方式，劃分為「正在減肥」和「正常飲食」兩種狀態，隨著兩者之間差異的日漸增加，你怎麼保證最後自己能全身而退，恢復到所謂「正常飲食」的狀態呢？

我當然希望你可以減肥成功，而且我當然相信有很多人，透過各種以限制攝取為主的方式減了多少公斤，然而我看到的大量經歷是：從限制攝取中全身而退，是小機率事件。也有很多人會問我，能不能先節食瘦到目標體重，然後再恢復飲食。擔心會復胖的話，就節食多減一點，留空間給復胖。

真相是，絕大多數「我現在控制攝取，然後等減到多少公斤再好好吃飯」的想法，最終都變成了「我必須保持這樣的飲食狀態，不然會復胖！」然後你就被困在這個「坑」裡，苦苦守著一個體重數值，就此告別了正常的飲食狀態。相信我，這絕不是你要的結果，而且這絕不是減肥成功，更加不是「瘦」。

自然飲食法的第三條正常飲食邏輯是：

允許自己吃。

允許自己吃，是最基礎的飲食邏輯，這原本就應該是個正常、自然的生活方式。相信我，這跟減肥不衝突，而且還能讓你少走很多彎路。我想，遠古時期的人類應該也從未想過有一天我們需要控制自己的飲食吧。

如果你想在瘦下來以後正常吃喝，那麼從現在開始就保持這樣的飲食狀態，使用正常的邏輯對待食物，對待進食行為。退一萬步說，既然所有圍繞控制飲食的減肥方式，都沒能讓你真正瘦下來，那麼就換個思路，由控制改為不控制，事實上我們不僅要做到「不控制飲食」，還要允許自己吃。

我知道你一定會問：「那我完全不控制吃喝，遵從真實食慾，豈不是會越來越胖？」

首先，如前文中所說的：「吃得多，所以胖」是一種可能，「胖，所以吃得多」也是一種可能。作為一個經歷過胖瘦轉變的人，我切身感受到「瘦下來以後自然就吃少了」，而少吃、控制飲食，從來就沒能讓我真正瘦下來，只會帶來更多的愧疚、自責等負面情緒，同時還讓我更加想吃。此外，吃你想吃的，不刻意控制飲食，並不意味著你每頓飯都會「大吃大喝」，說不定你還吃得更少呢。

值得一提的是，如果你之前有過節食等過度依賴飲食限制的瘦身經歷，體重的確會先經歷一段時間的上升期，但根本的原因並不是現在正常的飲食狀態，而是之前的不正常的飲食狀態，如圖 10.5 所示。如果因為遵從真實食慾，導致體重增加，那只能說你本來就不應該是之前那個體重。體重的輕重，本質是一個健康指標。一味追求體重的下降，失去健康的生活方式，毫無意義。

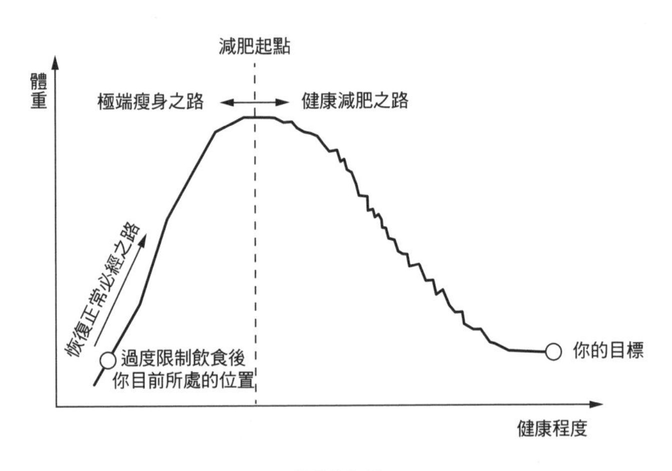

圖 10.5

「維持體重」，特別是依靠控制攝取的方式來維持體重，本身就是一個「假議題」。一個正常健康的普通人（區別於健美選手、運動員、模特），根本不需要刻意維持體重。換句話說，如果你的體重需要依靠各種方式來「維持」，只能說明你本來就不該是當下這個重量。

遵從真實食慾，吃自己想吃的——這不過就是正常人的飲食方式而已。你只是一個想要減肥的正常人，並且你想變成一個正常的「瘦子」，正常地生活，正常地吃喝，有什麼錯呢？

允許自己吃之後，你會想知道另一個問題——減肥的時候，該吃什麼呢？往下看吧。

Chapter 11

減肥的時候，該吃什麼

花幾分鐘時間，認真地寫下你喜歡吃的食物。
不要考慮吃它會不會變胖，也不要考慮卡路里
（你應該忘記這個概念才對），
只要你喜歡吃，就寫下來，想寫多少寫多少，
甚至可以幫它們評定星級。
當你在飲食清單上寫下了很多自己喜歡吃的食物時，
內心一定是煎熬的、糾結的。
因為你明明知道自己喜歡吃，但因為減肥，
很多食物不得不暫時「戒掉」，或者「只能吃一口」。
等等……為什麼你明明喜歡吃，卻不能讓自己吃呢？
本章要講到的第四條正常飲食邏輯就是：
依照真實食慾進食。
一個食物能不能吃、該不該吃，
唯一的評判標準應該是你喜不喜歡吃，
與卡路里、會不會變胖、它的營養組成等外部因素無關。
因為喜歡吃而吃，才是最正常的飲食邏輯。

1 ▸ 食慾是什麼

我們暫且把你那些「想吃的念頭」，包括「想吃什麼」（飲食偏好）以及「想吃多少」（食量），稱作「食慾」吧。前者來自生理的本能反應，而關於「想吃什麼」則來自過往的進食體驗，也就是前面你寫下的那個飲食偏好的清單。

我們的飲食偏好更多源自味覺提供的資訊，也就是根據食物的味道，判斷這是否是自己喜歡的。不論是「想吃」，還是「想吃什麼」，根本上都來自身體內部的資訊，跟外部的，比如卡路里、營養組成、是否健康、是否有利於減肥因素無關。

我見過很多文章說「肚子餓的時候就轉移一下注意力」之類的話，在我看來這簡直是自欺欺人。餓了就要吃！這真的沒商量！轉移了注意力，食慾依然存在。

遵從各種所謂的健康飲食原則也是同理，你並沒有依照內心的食慾來選擇食物，只是暫時忽略了食慾的訴求。如果你能做到那些要求，或是做到「健康飲食」，你早就瘦下來了。我們當下那些不太理想的飲食狀態並不是因為自己「忘記了」要吃得合理健康，而是我們本來的飲食習慣、飲食偏好就不健康。

食慾，歸根結底是個「慾」。而「慾望」對應的是「滿足」。慾望被壓抑，或者被不恰當地滿足，必然會引來更強的慾望。其實這也是人的本能反應。就像我說一句話你沒聽清楚，或者故意不聽，又或者理解錯了，那我就提高音量多說兩遍，或者換種表達方式，直到你聽明白為止——當食慾被忽略時，它總會引起你的重視。

我也曾是個 100 公斤的胖子，也曾試圖想盡辦法控制飲食，但從來沒有真正成功過。什麼「少量多餐」、「吃八分飽」，對那時的我而言，通通不成立！沒吃飽就是沒吃飽，少吃一根薯條都不行，必須吃到飽、很飽、感到撐，我才會停下來。

我當然也試著安排一些清淡的食物，但隨後必然帶來巨大的空虛感以及更強烈的食慾。被食之無味的東西填飽肚子，要嘛在下一頓飯的時候，要嘛僅僅在半小時之後，你總會吃到你真正想吃的。到頭來反而吃下了更多。又或者正餐沒有好好吃，結果用各種零食塞滿肚子。與其這樣，還不如一開始就吃自己真正愛吃的。

面對內心的食慾，要嘛尊重它，慢慢學會恰到好處地滿足它，與它和平共處；要嘛忽略它，打壓它，與它為敵。但我們都知道，最終的結果是，它總會拿到主導權，讓一切變得更加不可控制。

當然，現在你的食慾並不是一個理想的狀態，它想吃很多，想吃各種「不健康」的食物。想要改變這種食慾，首先要尊重它，承認它的存在——你就是想吃那個食物，因為喜歡吃，這樣的想法沒有對錯之分，它就是你當下的需求。

單純地少吃多運動來追求熱量赤字只能「治標」，你真正需要的是生活方式的轉變，讓自己從「胖子模式」轉變為「瘦子模式」，而這需要過程，更需要時間。我無法預估對你而言這個過程需要多久，但過去你的減肥經歷足以說明，單純地控制飲食無助於你完成這樣的改變，反而會讓你變成能量收支的「奴隸」——精心地去計算、規劃，然後違背規劃，再強迫自己堅持服從規劃……體重也在過程中一次次反彈。

所以就換個思路吧，你會發現好好吃飯，吃你想吃的，從來就不是減肥過程中的阻礙，並且這樣的飲食狀態和心態，更容易促成你向「瘦子」的轉變。

與食慾和平共處，學會合理地滿足食慾，減肥的過程會事半功倍，而且也會輕鬆很多。相信我，你眼中種種不合理的飲食狀態，在你瘦下來的過程中，都會慢慢改變的。

其實這是一個很簡單的邏輯——

已知前提是：

1. 我現在總是吃。

2. 我吃是因為我內心想要吃。

3. 控制、壓抑食慾，會讓我更想吃，吃得更多。

最終目標是：

我想瘦下來，可以隨意吃喝。

那麼，解決方案只能是：

在允許自己吃、不壓抑食慾的前提下，改變飲食習慣。

壓抑只會放大食慾，造成更多「不理智」的進食行為，遵從食慾，去品味食物，反而能使你更客觀地得到食物的味道——因為好吃而吃，因為不好吃而不吃，這就是最自然的飲食狀態。**我們最終學會的是如何更好地享受食物，而不是如何更好地壓抑食慾。享受**

美食跟減肥並不衝突。

2 ▸ 你根本戒不掉任何東西

很多減肥的人心中都會有一些「禁忌品」，也就是減肥期間絕對不能「碰」的食物，我相信在前面的飲食清單上，也一定有你想「戒掉」的食物。而每次「破戒」之後，你便會展開反思，試圖分析、總結問題，爭取「下不為例」。

有的朋友會傳訊息給我，說自己總是喜歡睡前吃東西，而且喜歡吃甜食，被這兩個問題困擾很久了，不知道該如何解決。我問她：「你為什麼想解決這兩個問題？你覺得要如何解決？」

她說：「感覺這兩個習慣很不好，對身體也不好，我要戒掉這兩個習慣，但總是忍不住，吃了之後就後悔、苦惱。」我繼續問：「那你戒掉這兩個習慣了嗎？」答案當然是沒有。

「喜歡睡前吃東西」、「喜歡吃甜食」，這兩個問題，換作是你，該如何解決？

所有看似可行的解決方案，一定都是圍繞著，讓自己**不要**在睡前吃東西、**不要**吃甜食展開的。如果我們的習慣能夠輕易地被改變，這個世界根本就不會存在減肥這件事了。

面對她的兩個「問題」，其實任何人都無法給出真正意義上的解決方案。在前面的章節我們提到過，當你在「堅持減肥」的時候，實際上並不享受當下的狀態，而當你想要戒掉某種食物的時候，實際上是說明——在你心裡，真的**很愛**吃這個東西。

這些年人們越來越沉迷於手機，所以有人開始試圖戒掉手機。方法也是千奇百怪，有直接刪掉 App 的，有從系統層面限制螢幕使用時間的，還有的做得更絕，直接換成只能接打電話的老人機。問題是，這些方式遵照的底層邏輯就是——我一定會被手機吸引，我一解鎖手機就停不下來，手機上充滿誘惑，所以我必須戒掉它。

可事實並不是這樣啊！即便我們每天盯著螢幕流覽，客觀來說，在大多數時候，我們看到的都是低品質的毫無意義的訊息，我們只是想要擺脫片刻的無聊、寂寞和尷尬才打開手機。讓自己戒掉手機，不如讓自己**意識到**，每天盯著螢幕到底在看什麼資訊，是在主動獲取資訊，還是在被動吸收訊息？不怎麼沉迷手機的人並不是有多自律，僅僅是因為他們覺得手機上獲取的內容沒那麼有趣，或者說生活中有更有趣的東西。

進食的狀態也是一樣，如果你讓自己戒掉某種食物，你只會記得進食過程的爽，而忽略了為什麼而吃。其實我們吃一種食物，是因為喜歡吃，它的味道好。而我們不吃一種食物，單純就是因為它沒那麼好吃，僅此而已。

試圖讓自己杜絕睡前進食、杜絕甜食，實際上是承認了自己就是喜歡睡前吃東西，就是喜歡吃甜食，每當你試著壓抑這些食慾時，就等於強化了一遍——我真的喜歡吃……我真的很想要吃……

此外，在自己成功控制住食慾，抵制住「誘惑」之後，我們不會獲得任何獎賞和正面的回饋，至多是感到一絲慶幸，而這種慶倖會讓你對想吃的食物**更加渴望**——你會在心裡想像它的味道，甚至美化它，認為生活中一切的難題、負面情緒，都可以透過它來解決。結果就是，一旦這種食物觸手可及的時候，或是當你極度疲憊、難以自制的時候，你馬上就會選擇去吃它，即便你當下沒有那麼想吃。

你在前面寫下的飲食清單，實際上是你大腦中的飲食「資料庫」，它記錄了你的飲食偏好，包括你喜歡吃什麼，不喜歡吃什麼，你覺得什麼東西味道好，什麼東西一般般。在自然進食的狀態下，這個資料庫會隨著每次新的進食體驗而即時更新。

試圖讓自己隔離慾望，會導致自己無法獲取正確的資訊，飲食清單的資料庫也就無法更新，最終你只是一味地因為壓抑而報復性地想吃，而不是因為你喜歡它的味道。同時在報復性的進食過程中，你還很難品嚐到它的味道，因為你吃的目的只是擺脫限制。

反倒是允許自己吃，當你喜歡吃的時候馬上滿足自己，更容易理性地評價食物的味道，得到客觀的飲食資訊，更新自己的飲食資料庫，為下次決策做參考。

也許你會問，那如果我允許自己吃之後，發現自己真的就是喜歡吃怎麼辦？

這根本不是一個問題呀！

減肥並不意味著每個人都要愛上水煮花椰菜，減肥是讓每個人都能在自己的飲食框架下，找到合適的最大化享受美食的吃法。而如果你不尊重自己的真實食慾，不去吃你想吃的，就永遠沒有機會做到這一切。

「垃圾食物」是無罪的，任何食物本身都不是胖的根源。那些「吃了容易胖」的食物，「瘦子」也在吃呀，說不定還比你更愛吃！人天生就對這些食物有一種渴望。試圖讓自己無欲無求，不喜歡吃這些東西是不可能的，而且是本末倒置的。在富足的年代，人們本來就該好好享受食物帶來的樂趣。

其實想吃所謂的「垃圾食物」，也不是一種罪過，重點不在於吃什麼，而在於怎麼吃。**沒有「垃圾食物」，只有不健康的吃法。**還記得自然飲食法的第一條正常飲食邏輯嗎？——依靠本能反應進食，你本來就有自我調控的能力。

經濟學中有一個概念叫「報酬遞減」，「效用」可以理解為對外部刺激的滿足感，比如當你吃第一口奶油蛋糕的時候，它帶給你的滿足感是最高的，而隨著一口一口吃下去，你的滿足感會逐漸降低，而且很可能一段時間後就不會再想吃奶油蛋糕了，這是人的本能反應和調控機制。

很多朋友理想的狀態，是讓自己能夠成功抵制住每一次產生的食慾，做到「令行禁止」，吃飽就停，說不吃就不吃。這顯然不是自然的飲食狀態，你不是機器人，減肥是為了成為一個「瘦子」正常地生活，而不是把自己變成一個苦行僧。

3 ▸ 當認知習慣代替了食慾

我曾經是個狂熱的麥當勞愛好者，所以在過往的文章中，我很喜歡用麥當勞舉例子。在我最胖的時候，工作非常忙，幾乎沒有休息，所以對我而言，每天最放鬆的時候就是中午出去吃頓飯。我會開車到 3 公里外的一個商場，那裡對我而言就像天堂一般：牛排、披薩、漢堡，樣樣都有。

通常我會打包麥當勞帶回公司，但因為出來一次不容易，所以我每次都會買兩份套餐，也就是兩個漢堡、兩份薯條、兩杯可樂。這樣的一餐，從分量上來說顯然超過了大多數人所需。以至於後來有一次跟店員聊起來，她說一直以為我每天點的另一份套餐是幫同事打包的。我也知道，這樣吃有點多，而且每次吃完也的確很不舒服。你可以想像一下，剛吃完漢堡、薯條，緊接著喝下兩杯碳酸飲料的感覺……

那段時間，跟總部的同事見面，他們每次第一句話都是「樂天，你怎麼又胖了啊」，周圍的同事出於關心也在跟我說「真的不能這樣吃下去了」。我當然知道自己吃太多了，知道這樣吃會不舒服，也知道吃下很多「垃圾食物」會變胖，內心會糾結，難受的時候也會懊惱，但我依然每天這麼吃著。

每天我中午開車出去的路上，會跟我老婆打一通電話，簡單聊幾句。她會問我中午吃什麼，到後來就直接問「你不會又吃了麥當勞吧？」、「你不是昨天才吃過？」久而久之，吃麥當勞這件事對我而言成了一種禁忌，似乎全世界都在告訴我不能去吃。但越是這樣，我越是想吃，我甚至會在打電話給我老婆之前，替自己想好今天「必須吃麥當勞」的理由……

當然我也會自欺欺人地搭配一些健康食物，比如先吃一份麥當勞套餐，再去隔壁星巴克買一份沙拉，然後為了「獎勵」自己健康的飲食搭配，再買一份超大杯的星冰樂。後來我自己也覺得吃麥當勞有點頻繁了，試圖控制一下，讓自己一天不去吃麥當勞，但結果總是在第二天吃下更多。

問題來了：那時的我，真的是因為喜歡吃麥當勞而去吃的嗎？

當然，我喜歡吃麥當勞的漢堡，但每天都吃麥當勞更多的原因是，我把它當作一種發洩的出口，我認為吃麥當勞可以緩解壓力，讓我感到快樂，讓我試圖掌握一點生活中的主導權。周遭的環境讓我認為麥當勞是一個禁忌品，要盡量少吃，但越壓抑不去吃，就越想吃。也就是說，吃麥當勞這一行為大部分原因並非來自真實的食慾，而源自認知和習慣。

當人們第一次吃麥當勞的時候，首先會仔細品嚐它的味道，感覺不錯，吃完後開心、滿足。如果第二次、第三次吃麥當勞，得出的結果是一樣的，人們就會建立連結：「吃麥當勞——開心滿足」。

接下來，當人們糾結「今天吃什麼」的時候，大腦會直接給出建議：吃麥當勞吧，吃了麥當勞很開心很滿足！當人們思考「要不要吃麥當勞」的時候，會直接得到結果：吃啊，吃麥當勞很開心很滿足！甚至，當你不開心的時候，大腦會告訴你：不開心，就去吃麥當勞啊！

大腦為了節省決策時間，建立「吃麥當勞——開心滿足」的聯結，但跳過了「細細品嚐」的步驟——因為前幾次「細細品嚐」之後，得到的結果都是「開心滿足」，所以身體實際的感知，一定程度上被固有的思維習慣代替了。

接下來，不論是在做出決策的過程，還是進食的過程，我們都依賴著一個簡單的聯結「吃麥當勞開心滿足」，卻跳過了「細細品嚐」的步驟，不再對食物和行為本身產生更多思考，更忽略了身體的感知（往往在進食結束後，才感受到撐、難受、不好吃）。

讓潛意識（思維習慣）代替深入思考直接做出決策，是一種高效且省事的處理方式，但缺點在於，人們很難簡單粗暴地改變思維習慣。比如，當你開始意識到，吃麥當勞的頻率有點高了，想要依靠自制打破原有的思維模式是很難的。

因為你已經產生「吃麥當勞——開心滿足」的連結，當不允許自己吃麥當勞時，會認為失去了感到「開心滿足」的權利，這必然是很難受的，而且越是不允許自己吃，越是堅信，只有吃到麥當勞，才能讓自己開心，才能緩解壓力，才能得到滿足。

讓我自己挺驚訝的是，直到我慢慢瘦下來，才第一次嚐到大麥克裡牛肉漢堡排的味道——其實也就那麼回事。現在我只在客觀條件不允許的時候，比如趕時間，或者周遭沒有合適的餐飲店，才會去吃麥當勞，單純是為了填飽肚子。對現在的我來說，它只是相對乾淨且快速的食物來源，而不能稱為美食。

過去我會認為不讓自己吃麥當勞就是委屈自己，現在我覺得吃一頓麥當勞，才是委屈了自己。

我也不會再點兩份套餐，甚至很少點套餐了，因為我知道真的吃不下那麼多，所以經常都是單點一個漢堡，頂多加一份點心。有限的腸胃容量要留給更美味、更精緻的食物才對。

允許自己吃，吃自己想吃的，並不代表每天大吃大喝就能夠減肥，也不是「自我放縱」的藉口，而是把尊重真實食慾作為瘦身的前提，關注自己身體的感受，學會更合理地滿足食慾，然後在瘦身的過程中逐步改變飲食方式。

Chapter 12

飲食的斷捨離

《斷捨離》一書中，關於如何取捨一件物品，

講過一個判定方法：單純地去思考

「這個東西，我現在是否需要」。

這個判定方法同樣適用於吃喝——

想讓自己吃得開心，就在購買和進食的過程中問自己：

「這個（這口）食物，我現在是否需要？」

這句話的關鍵字有兩個，

一個是「現在」，另一個是「需要」。

1 ▸ 你買了多少，就會吃多少

我以前經常囤零食。

在過去電商還沒那麼普及的時候，我每次去超市都會買一堆零食回家，因為覺得方便。而現在電商一年四季基本都在做零食的活動，有時候優惠活動大到離譜，不買好像都對不起自己。

囤零食的次數多了，大概也就瞭解了自己的行為模式了。

1. 不論購買零食時做出怎樣的規劃和安排，實際零食的消滅速度總是會比預期要快，甚至快很多。

2. 不論打開零食包裝的時候做出怎樣的打算，一份零食幾乎不可能分次吃完。

總結起來就是：家裡有多少零食，就會吃掉多少；零食的分量有多少，就會吃多少。

你是不是也是這樣？

除此之外，我還發現，當家裡有零食的時候，每天都會至少拿一袋吃，即便是在其實也沒那麼想吃的情況下，比如：看個美劇本來可以單純地看，想到家裡還有零食，吃吧！飯後本來可以什麼都不吃，想到家裡還有零食，吃吧！本來打算只吃點水果，想到家裡還有零食，吃吧！

因為家裡有零食，「今天吃零食」變成了一個必然事件。而當家裡沒有零食的時候，一天不吃零食好像也過得好好的，大多數時候都會忘了吃。

其實你原本並不需要那麼多零食。不論多麼愛吃零食的人，對零食的實際需求，都遠遠低於囤零食後實際吃掉的量。換句話說，囤零食，反而會讓你吃進更多且遠超所需的零食。

因為買回來的零食，一定會被全部吃進肚子裡。現在的你面對身邊現成的零食，很容易做出與預期和規劃不符的行為。

並且，買了一堆零食，計畫未來一週吃完，結果兩三天就吃光了；又或者本來想吃一包，結果吃了兩包甚至更多，很容易又讓你發出——「唉，我真沒出息」、「唉，又沒管住嘴」、「完蛋了，又要胖了」之類的嘆息。

不論是既定計劃的破滅，還是行為本身的失控，隨之而來的必然是各種負面的情緒。這樣看來，囤零食並沒有讓我們更快樂，反而為自己增加了一個「失控」的出口。

更重要的是，當囤的零食全部吃完時，你很可能會因此感到焦慮和恐懼，催生一種「戒斷反應」，最終導致再一次大採購，如此反覆，如圖 12.1 所示。

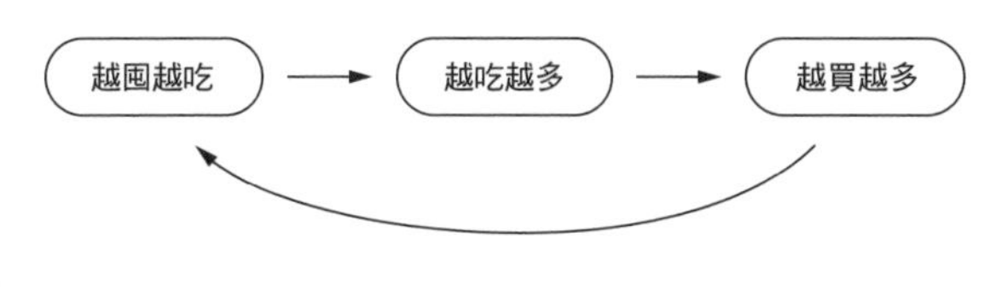

圖 12.1

講了這麼多囤零食的「壞處」，其實總結起來就是：囤零食（一次買很多），從各方面來講都是得不償失的，我們並不會因此感到快樂，甚至徒增煩惱。

囤零食的本質，就是不按需求購買。

2 ▸ 發現你的「真實需求」

前陣子家裡透明膠帶和長尾夾用完了，雙面膠也用得差不多了，我就去購物網站上看了看。首先搜尋到的是 6 個裝的透明膠帶，價格在 200 ～ 300 元左右，點進去又看到有 999 減 300 的活動，於是開始湊金額。

透明膠帶來 6 個、長尾夾大中小號各一盒……這時候還差五百多塊才到滿額減價標準，看看參與活動的商品：溫度濕度計，來一個吧！檔案夾、垃圾桶、筆記本，都順便買了吧！還差一點？——這個計算機看起來還行……搞定！

而就在我準備下單前，我又看了一遍選購的東西，我退出了提交訂單的頁面。

很多時候人們容易掉進這樣的思維「陷阱」裡，商品的定價策略以及行銷策略也一直在「洗腦」消費者——買越多越便宜！大包裝的更划算！久而久之消費者甚至會認為，不參與這些活動就吃虧，有便宜不佔白不佔。

大份比小份只貴 10 元——當然買大份啊！

滿 500 減 200——賺了 200 啊！趕快湊數！

3 件 8 折——當然要買夠 3 個啊！

50 元免運——話不多說買買買！

就這樣，我們因為「便宜」、「划算」，忘掉了自己最初的**真實需求**——這次購買行為的起因，是家裡缺透明膠帶、雙面膠、長尾夾。考慮到這些物品的使用週期，我僅需要 1 個透明膠帶、2 個雙面膠和 1 盒長尾夾。

為了享受滿額減價優惠而一併加入購物車的，是額外的透明膠帶、長尾夾，以及檔案夾、垃圾桶、筆記本甚至計算機，這些我根本不需要啊！最後，我找到了單個裝的透明膠帶，售價 25 元，1 盒長尾夾，售價 55 元，6 個裝的雙面膠，售價 30 元，總計 110 元。

999 減 300 的活動相當於 7 折，看起來我好像虧了 30%，可事實是我多花 500 多元，還費盡心思地盯著手機螢幕湊數，最終也只為了省下不到 35 元（110×30%）。因為多買更便宜，所以去買更多根本用不到也不需要的東西，反而浪費了錢。而且，買回來囤在家裡還浪費了空間，每次整理都要照顧到它們，又浪費了時間。依照你的真實需求選購，才最划算且不會浪費，同時也不會給自己添加累贅以及不必要的煩惱。

不要讓別人告訴你，你的選擇是否省錢，是否便宜，是否划算。**你的選擇只是為了滿足你自己，你的購買決策本應由你自己的實際**

需求來決定。購買吃的東西，重點是你——想——吃，所以想吃什麼就買什麼，想吃多少就買多少，一切都只跟你自己的真實所需有關係。

比如外送 App 點餐，原本你吃 150 元的食物就可以吃飽，卻因為商家滿 225 減 40 或者滿 200 才能用優惠券，而點了更多餐點的行為，就違背了你的真實所需。這樣的行為並不明智，你雖然享受了優惠，但實際上並沒有少花錢，因為你本來只需要花 150 元。

並且，用來湊數的餐點，多為非主食類的小吃、飲品，不談其低營養價值、高卡路里不利於減肥，只談需求，如果你一開始就想吃這些東西，它們早就應該出現在你的點餐清單裡，而不是你最後為了優惠而點它們。為了湊數一併送到家的食物，最終肯定會被吃掉。那結果就是，你莫名其妙多吃了很多原本沒打算吃，而且完全可有可無的食物。因為吃過量，隨之而來的腸胃不適，以及糟糕的心情，也必然會蓋過享受到優惠的喜悅。

因為「多買有優惠」而買更多食物，花了比預期更多的錢，結果很有可能吃不完，最終既浪費錢又浪費食物。若是為了不浪費而強行吃完，又會因此犧牲掉腸胃的舒適感，浪費心情。

滿額減價、半價、超值套餐等優惠政策，是商家的行銷策略，跟你原本想吃的餐點及分量無關。若是你的實際所需恰好也能享受到優惠，當然更好，但如果因為種種「優惠」改變購買決策，那就本末倒置了。

在選購食物時，以滿足你的需求為核心，拋開客觀條件干擾，按需購買，吃你想吃的餐點及分量，才更容易達到滿足且舒服的狀態。

3 ▸ 為了吃而吃，才是最大的浪費

平常去樓下便利店拿快遞的時候，我偶爾就想買點什麼帶上樓吃。自從對洋芋片的好感降低之後，我經常面對一堆零食糾結半天，結果空手而歸。後來我發現了一種進口零食，試吃一次感覺不錯，在之後的一段時間裡，我會經常買這種零食配茶。

一包價格是 40 元。大概第三次買的時候，我就去網路上查了價格，發現一包只要 20 塊多。但我最終並沒有選擇網購，因為網路上基本都是最少要買 10 包，並且為了湊到免運標準，我可能還得買一堆本來不需要的東西。最重要的是，如前面所說，買多少就會吃掉多少，而我原本並不需要吃那麼多。

雖然沒在網路上買，但想吃零食還是要吃的，在便利店隨吃隨買就好了。可有時候，想要泡個茶，水都燒開了，杯子也燙完了，突然想吃零食，真的就懶得下樓買了，於是叫便利店送上來。便利店 50 元才能外送，也就是說我一次得買兩包才行。

一段時間後我發現：雖然現在我已經不會一次吃兩包零食了，但是剩下的一袋，幾乎都會在第二天被我「幹」掉。而我第二天原

本並不一定要吃零食，甚至也不一定有時間泡茶，但我極有可能會隨便找個理由或者時間把零食吃掉。最重要的是，這第二包零食，往往吃得「很不理想」，甚至時常吃到一半會覺得，這玩意真是又油又辣又鹹（彷彿進入了「賢者模式」）。

你一定也有這種體會吧？

對於喜歡吃的食物，在某時某地、某種特定的情境下吃到，是開心滿足的，而有時候吃原本喜歡的東西卻好像沒什麼感覺，甚至會嫌棄。吃完後常常也只剩下心理的空虛、愧疚和生理上的不適。

看起來，只是單純地吃自己喜歡吃的，未必會讓人感到快樂。也就是說，「吃喜歡吃的→得到滿足→感到快樂」這樣的因果鏈，其實是不完整的，如圖 12.2 所示。

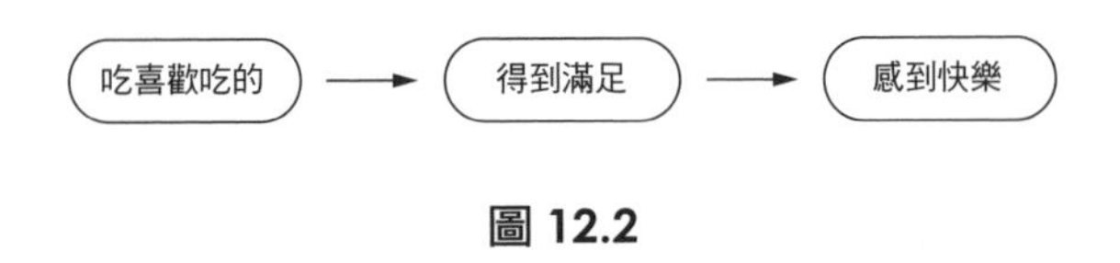

圖 12.2

上面說的零食的確是我當時喜歡吃的，但隔天吃第二包，並沒有給我帶來太多快樂的感覺，甚至有點像要完成任務一樣。所以，進食帶來的快樂，根源並不是因為「吃了喜歡吃的」，而是「你真的想要吃」。

如果用麥當勞表示「喜歡吃的」，相對完整的因果鏈應該是這樣的：「想吃麥當勞→吃了麥當勞→得到滿足→感到快樂」。「感到快樂」是因為最初「想吃麥當勞」打開了一個需求缺口，然後透過進食使需求得到滿足，最終才帶來滿足和快樂，如圖 12.3 所示。

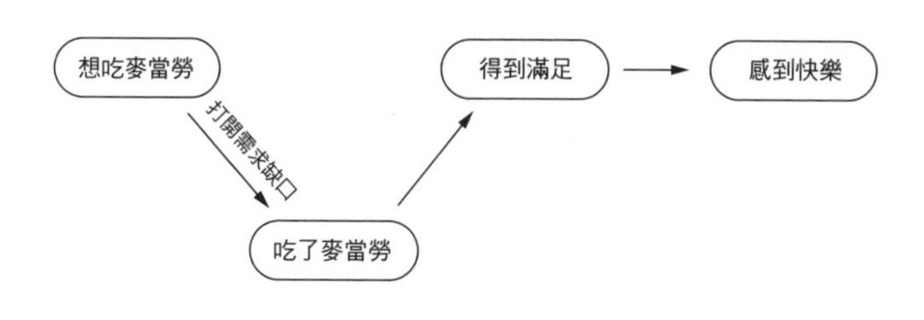

圖 12.3

也就是說，你的「想吃」所創造的「需求」是**有時效性**的。這個需求只屬於現在這個時刻，也只有在當下這個時刻才能被最大化地滿足，帶來最大化的快樂。（就像現在的你對於曾經熱戀或暗戀過的對象，多半也不會有興趣了。）

我最開始之所以要從便利店叫零食，是因為當下的需求希望被滿足，第一包零食滿足的就是此時此刻我的需求，吃第一包零食，可以獲得我期望中的滿足和快樂。每次為了湊數而買的第二包零食，並不是當下（今天）所需，可能還會在第二天變成任務或負擔，最重要的是，它不能帶給我同等的快樂。

我們把當下想吃某種食物的意願，稱作需求缺口，對它的需求缺口越大，進食後帶來的滿足感就越強，吃得也越快樂。吃前一天「為了買而買」的第二包零食，結果多半只是為了吃而吃，跟需求缺口本身沒有關係。這當然也會帶來「滿足」，但這種滿足更多來自生理層面，比如味蕾的刺激、咀嚼的快感，最終自然無法獲得最初的愉悅感。

自從我發現了這件事，每當我想吃這個零食，就自己下樓去買，因為我希望每一次吃到它，都能獲得我期望的那般滿足感。

因為想吃而吃，需求缺口通常也接近最大值，此時帶來的是生理和心理的雙重滿足。相比之下，因為（身邊）有而吃，需求缺口通常較小，未必會帶來理想的進食體驗。為了最大化地得到身心的滿足和進食的快樂，我們更明智的做法是，在選購時僅考慮當下實際需求，僅購買當下實際所需。

4 ▸ 正常飲食邏輯：按需求進食

明明想吃麥當勞，卻不讓自己吃。

明明喜歡吃麥當勞，卻去吃沙拉。

明明只需要一個大麥克，卻因為套餐看起來划算，額外吃了薯條、可樂。

明明喜歡吃板烤雞腿堡，因為大麥克特價只要 50 塊，所以選擇大麥克，或者吃完板烤雞腿堡，又額外買了根本吃不下的大麥克。

明明只需要一份薯條，因為買一送一，就吃了兩份。

……

不滿足自己的真實需求，最終吃得也不會開心。

自然飲食法的最後一條正常飲食邏輯是：

按需求進食。

寫出來只有五個字，但在實際執行的時候，可以注意下面幾點。

1. 尊重真實需求

不逃避、不壓抑自己內心的食慾。吃自己真正想吃的食物及分量，不用其他替代，不隨便將就。這也是探究真實需求、回歸合理食慾的前提。

2. 以自我為中心

購買食物，是因為你想吃而買，關於分量和數量的選擇，源自你想吃多少，你實際需要多少。你真實需求的優先順序大於一切。不論優惠多大，價格多便宜，如果你不需要那麼多，或者根本沒想吃這些，就無須為了便宜而吃。

買什麼、買多少、怎麼買，由你自己的真實需求決定；吃什麼、吃多少、怎麼吃，由你自己的需求缺口決定。

3. 認清真實需求

在你決定購買食物之前先想清楚：你是因為原本一直就想吃而買，還是剛好看到所以想買。

上面分析過了，前者最終帶來的快樂和滿足感遠遠大於後者，在有限的食量下，讓自己吃更多因「想吃而買」的食物，顯然是更開心且明智的選擇。

4. 認清需求時效

只有滿足當下實際所需，才是最開心的。

如果一種食物我們想一次性買很多，表示我們喜歡吃。而如果喜歡吃的食物，在日後成了負擔或者罪惡感的元兇，那勢必會影響我們對它的好感度。

人的喜好有限，能讓我們快樂的事物應該珍惜，因為錯誤的購買決策犧牲一個喜好，顯然是不值得的。並且，對於絕大多數人而言，當身邊有食物時，就會想吃，因為「身邊有」而吃，而不是因為「想吃」而吃。

我收到過很多這樣的留言：「樂天，我暴食了，我吃了一整箱……體重增加了好多，我好懊惱，好想催吐……」

進食障礙是另一個層面的話題，但值得探究的問題是：為什麼你身邊會有這麼多遠超所需的食物呢？當你打算一次性買很多食物時，應該問自己「我真的需要這麼多嗎？」現在物流這麼發達，便利商店也非常多，有囤積食物的必要嗎？什麼時候想吃就什麼時候買，現在想吃多少就買多少。這樣做也可以從源頭上降低暴食的可能性。

所以，想吃得更開心，想讓食物更好地滿足你，就不要提前或額外購買現在還沒打算吃或沒那麼需要的東西，僅買當下實際所需就好了。

5. 按需求購買（隨吃隨買）

前陣子看到一個研究，說想要增加每日喝水的量，只要把杯子換大一號就可以了。看似不可思議，但仔細想想，我們的確習慣於以吃掉一碗、一包、一份、一杯來為一次進食行為畫上句號。

最理想的狀態當然是：想吃多少，需要多少，就買多少，然而「萬惡」的食品公司和銷售策略培養了我們買大、買多的消費習慣。

如果你暫時不知道自己實際需要多少，可以嘗試這樣做：允許自己吃任何想吃的東西，允許自己吃想吃的分量，但在購買時，選擇小份，並且分次購買，吃完再買。

寧可吃兩小份，也不要買一大份。因為買回一大份，你幾乎肯定會吃掉一大份，而買回一小份，你也許吃這麼多就夠了，而且你會因此瞭解自己真正需要的是多少。購買小份也許看起來不划算，但想想這些年你為減肥走過的彎路，花過的冤枉錢，幾塊錢的差價都不是大事，更何況「虧」幾塊錢，換來的是身體的舒適和發自內心的開心，何樂而不為呢？

按需求購買、隨吃隨買、吃完再買。相比一次性買很多，你吃的總量會更少且更符合實際所需，不管從金錢還是健康的角度，都更划算。

6. 因為「想吃」而吃

在最想吃的時候，也就是需求缺口打開時，去吃。因「想吃」而吃，而不是因為身邊有而吃。

在進食過程的中後期，隨著飽足感的增加，試著感受對食物實際需求度的逐漸降低，在適當的時候嘗試中斷（暫停）進食。

問自己：「現在的我，這一口，是否需要？我是否已經吃得差不多了？」

當然，現在的你肯定無法一下子做到「吃飽就停」。因為過往的行為模式和飲食習慣，使你一時間很難區分什麼才是自己真實需要的，吃多少才是剛剛好的。沒關係，現在你只需要做到：尊重並感受自己的真實需求，然後不斷探究和嘗試怎樣吃得最舒服、最開心，就夠了。

7. 尊重食物

生活中一定經常出現這樣的情況：當下需求已經滿足（吃飽了、夠了），但食物還沒有吃完。

這時，我們要本著珍惜食物的精神，果斷放棄掉它們（也可以分享給你的朋友），因為此時此刻，這些食物對你而言已經毫無價值——它們無法繼續帶給你快樂，說不定還會讓你的身體不適或產生負面情緒。

放棄的食物抵扣不了你花出去的錢，也救濟不了貧困地區的小朋友，想要不浪費，最好的方式不是硬著頭皮吃掉不需要的食物，而是在下次嘗試著購買自己真正所需要的分量，讓食物最大化地發揮它的價值——帶給人身心的滿足和快樂。

浪費與否，在你購買食物時就已經決定了，跟你最終吃了多少沒有關係。真正的浪費是你為了圖便宜（或其他與你真實需求無關的因素）去買大份的或現在還沒打算吃的食物，甚至根本不需要的食物。

所謂「斷捨離」，是為了更好地滿足（並在過程中探究）自己的真實需求。我們因「斷捨離」的生活方式感到快樂，是因為它恰到好處地滿足了我們的實際所需。

扔掉當下不需要的東西，不購買現在用不到的物品，不吃不喜歡的、吃不下的食物，是為了滿足自己的真實需求，從而在過程中最大化地獲得進食、購買等行為本該帶給你的樂趣。

Chapter 13

記錄減肥法

好吧，我知道你還是直接翻到了這一章。
首先自我介紹一下，我是樂天，2014 年，
我的體重一度接近 100 公斤，之後我用了 300 天整，
減了 30 公斤。期間沒有做有氧運動，
也沒做任何需要堅持的事情，同時吃任何我想吃的食物。
減肥原本就不該是一場自虐。
這些年來我寫下了幾十萬字的原創文章，
分享了我的瘦身方法、心得、理念。
你即將看到的下面這些文字，是
我結合自己的減肥方法總結而成的「記錄減肥法」。
這個方法適合多次減肥失敗、無法依靠意志力持續減肥的人，以及想要告別復胖，徹底減肥成功的朋友們。
使用記錄減肥法有三個前提：
1. 不做任何需要堅持的事情。
2. 拋開一切能量收支的觀念。
3. 吃任何你想吃的。
除此之外，使用記錄減肥法瘦下來，需要 300 天。
不論你現在離健康體重差多少公斤，請都要把瘦身的過程
當作一個需要 300 天完成的事情。
接受這件事，會大大降低瘦身的難度，
同時提高瘦身過程中的幸福感。
記錄減肥法是分階段執行的，我們先從第零階段開始。

1 ▸ 第零階段：體重記錄

在正式記錄之前，我還是強烈希望你可以先看一下 Chapter 2 的內容，瞭解關於體重和減肥目標的問題。

最初在記錄減肥法中，是有每天記錄體重的步驟的。隨著使用記錄減肥法的人越來越多，我也收到了很多回饋，發現這套記錄減肥法也無意中幫助了很多有進食障礙的朋友。但對於有進食問題的群體，記錄體重很容易帶來負面的影響，比如用體重的增減評價自己的飲食是否過量（實際上是不合理的）。

所以在後來修訂的記錄減肥法中，我刪掉了記錄體重的步驟。實際上如同我在 Chapter 2 所說，你並不是非得有一個目標體重，標準體重是一個範圍，而不是某個定值，在不犧牲健康的前提下，誰也沒辦法確保自己一定能瘦到某個體重。

體重記錄是可選的項目，而且與「效果」並沒有什麼太大關係，所以作為「第零階段」。

記錄和觀測體重**唯一**的目的就是給你帶來成就感，如果你總是因為體重的波動影響心情，或者總是會把體重的增減跟當下的飲食或運動狀態聯繫在一起，那就不要太過頻繁地量體重了。

有進食問題的朋友，我建議直接把體重機收起來，或者把電池拿掉，先透過記錄減肥法恢復正常的飲食觀，然後再考慮減重的問題。（事實上你極有可能根本不需要減重，詳見 Chapter 2。）

在正式開始這段瘦身旅程之前，你可以先量個體重，量一下過肚臍的最小腰圍（可以盡可能吸氣），並記錄在筆記本上，然後幫自己的正面、側面拍一張上半身不穿外衣的照片，留作紀念。

如果你沒有這方面困擾，也沒有飲食方面的問題，記錄體重也未嘗不可。每天只要在清晨（最好是便後）量一次體重，並記錄下來就可以了。

每 15 天可以把體重和最小腰圍的資料匯整到筆記本上，順便拍下最新的正面、側面照片。

2 ▸ 第一階段：運動微目標

你過往所有對減肥的嘗試，都失敗了（不然你也不會在看這行文字）。基於這個原因，從現在開始，你需要改變一下減肥思路。

首先，拋開腦中「運動消耗能量」、「創造熱量赤字」這類概念！運動就是運動，是你熱愛生活、排解壓力、創造快樂的一種手段，它甚至跟減肥都不該有太多關聯。

其次，運動的方式有很多種，並不是只有跑步才叫運動，也從來不是只有跑步（等其他有氧運動）才能減肥。「跑步能減肥」跟「跑步能讓你減肥」是兩碼事。前者是一項運動是否具有減肥效果，而後者指的是，你是否能夠長期執行並享受它帶來的減肥效果。

每個人都會跑步，但不是每個人都有能力完成一次自己認知裡「有減肥效果」的跑步。按照多數人對跑步（速度）的理解，甚至難以跑完 1 公里，那又何談「減肥效果」呢？

我建議所有至今未能減肥成功的人，至少在未來的幾個月裡，放棄做一切有氧運動。原因在於，有氧運動對於大多數需要減肥的人而言太難了。難，意味著不宜長期持續——這不是你的錯，也不是因為你意志力差，而是我們需要解決的問題。

請永遠記住，減肥這件事的難度，是完完全全由你決定的。**當你覺得減肥很難的時候，立刻降低難度。**

現在，我們要換一種更簡單的、容易長期持續的運動方式，比如說力量訓練。

力量訓練又叫重量訓練、阻力訓練。你熟悉的深蹲、捲腹、伏地挺身都屬於力量訓練的內容。

相比跑步等有氧運動，在力量訓練的過程中並不會對你的心肺功能造成過多壓力，意味著你不再需要體驗到跑步時呼吸困難、氣喘吁吁的感覺了。同時，烈日炎炎或風雨大作從此也與你的運動計畫無關，力量訓練完全可以在家執行，而且所需時間非常少，它不會佔用你娛樂或工作的時間，你不需要因為完成今天的運動計畫，做出什麼「犧牲」——這對於一項運動計畫的持續，很重要。

我從近 100 公斤一路瘦下來，運動的部分就只是在家做力量訓練，每次幾十秒，幾分鐘，十幾分鐘，看心情。對於運動能力極差的我來說，力量訓練最大的好處是，不論是否有運動基礎，你總能找到適合自己的強度進行力量訓練（我最初用的僅僅是 1.5 公斤的啞鈴）。

你可以在各種網站、健身類 App 或者相關書籍上找到力量訓練的動作示意。（但不要去做健身類 App 上的計畫，真的太難了。）在我的微信公眾號「樂天瘦身」中，也可以找到編排好的力量訓練計畫。

力量訓練通常的做法是，以一定數量為一組，重複 3 ～ 4 組，每次可以針對多個部位進行訓練，同個部位的訓練建議間隔 2 ～ 3 天。（你可以在 Chapter 7 看到關於力量訓練的內容。）

也許你現在已經開始規劃每天的力量訓練內容了，但結果很可能又是半途而廢。**你需要的不是一個新的運動方式，而是一個持續運動計畫的策略。**我們選擇力量訓練，是因為它剛好可以配合這個策略。

力量訓練可以分割成最小單位進行，比如每天做 1 個捲腹、1 個深蹲、1 個伏地挺身——這就是你接下來每天的運動目標：做 1 個力量訓練。

其實你現在就可以先做 1 個捲腹再往下看。做的過程中，順便數數認真完成 1 個捲腹需要多少秒。之後每天運動所需的固定時間大概就是這麼多。是的，就這麼簡單。

我知道你心裡在想什麼——就這樣？能減肥嗎？

硬要說理論的話，力量訓練之後會短暫地提高基礎代謝效率。更重要的是，過去你減肥失敗的原因，從來就不是運動量太少，而是運動量超出你的負荷，讓你內心抗拒，不得不咬牙堅持，而當意志力耗盡，又要反過來怪自己沒有毅力。

不想去做的事情，是無法長期持續的。堅持從來就不是減肥的必要條件，你要做的是讓瘦身這件事持續下去，「堅持」只是持續的一種方式而已。如果你想讓這次的瘦身旅程走到最後，那麼就**不要再堅持任何事**（詳見 Chapter 3）。

現在我想問你的問題是：每天做 1 個力量訓練，你能否做到？

如果答案是肯定的，那麼減肥成功這件事，對你來說就僅僅是時間問題。

從今天開始，我們每天的運動目標就只是：**完成 1 個力量訓練**。

如果你今天的狀態好，當然可以做得更多，比如以 12 下為一組，完成 1 ～ 3 組。你的目標只定義完成的下限，一旦完成了 1 個，今天的運動目標就完成了。至於超過的部分，我們叫它「超額完成」。

想像一下，從今天開始，每天你都能完成運動目標，而且很容易超額完成它——是不是感覺很棒？

讓運動計畫長期持續的關鍵並不在於意志力庫存，而在於策略。上面這個策略來自《微習慣》一書，我們把「完成 1 個力量訓練」叫作運動的微目標。

可能你會覺得，如此小的運動目標簡直是「自欺欺人」，但如果你真的去做了，會發現微目標的策略將徹底改變你的生活方式。（你可以在 Chapter 5 瞭解到更多內容。）

我當時做力量訓練的時候，沒有如今這麼方便的健身類 App，所以就找了一本筆記本，參考健身書上的動作圖例自己安排每日的訓練內容，在做的過程中也順便記下完成的組數。

一開始只是記錄日期、持續天數、體重、運動計畫及完成情況，後來又順手記錄了飲食的內容，還經常把表揚自己的話寫在筆記本上。

瘦身成功後，我把記錄的內容及理念完整地分享了出來，成為第一版「記錄減肥法」。數不清的人因此受益，還順便幫助了一些有進食障礙的朋友恢復正常。

記錄的過程是一種引導，讓你學會關注自己的飲食方式、身體感受，逐步擺脫卡路里、能量收支之類的概念，認真地吃飯，享受食物，終學會恰到好處地滿足食慾。

執行記錄減肥法，只需要一本空白的筆記本。我知道現在手機App很方便，但相信我，在你的日常生活中，每天會解鎖上百次手機，但沒有一次解鎖手機的目的是打開記錄減肥用的App。用實體的筆記本做記錄，也會讓你在瘦下來之後得到一個紀念品，想想就很酷，不是嗎？

放心，你不用寫太多字，每天也不用花太多時間。我比你還討厭寫字，所以每天的記錄內容總是盡可能簡單。

第一階段的記錄只需要記 3 項內容：

日期：________

持續天數：________

運動微目標（1 個力量訓練）完成情況：________

運動後的好感覺（可選）：________________

運動微目標完成情況一欄，可用字母 S 表示，完成目標就在後面打個勾，如果完成了不只 1 個力量訓練，就畫個星，表示超額完成。你還可以順便記下具體超額完成的數量或者運動的內容、練習的部位。

此外，還可以記錄下來運動之後的感受或好心情——不只是關於運動的，生活中任何讓你感到美好的、積極的事情，都可以順便寫下來。如果你一時間不知道該寫什麼，推薦看看尼爾．帕斯瑞查的《美好事物》。

記錄示例如下：

2021.2.16

Day001

S　☆ 腹部 1 整組！

今天早上，走到電梯口，電梯剛好停在我的樓層。

腹部用力的感覺很好！

本階段所需記錄的內容大概就是這樣。

需要注意的是，每天的運動微目標完成情況一欄，都應該至少有一個打勾。永遠不應該出現哪一天的微目標沒有完成的情況，除非它還不夠小，或者你忘記了。（為了更好地理解微目標的策略，強烈建議你去看看 Chapter 5。）

你可以在手機上設置一個每日通知，時間設在晚上八、九點，如果忙了一個白天忘記完成微目標，看到通知也可以馬上做完，畢竟就只有 1 個而已。

運動這件事，只是生活裡的調味料，不要讓它佔用你太多時間和精力。不論你有沒有運動基礎，或者意志力有多麼強大，你每天的運動目標永遠只有 1 個力量訓練。

你每完成一天的微目標，就是在刷新你持續運動天數的記錄，同時你的運動習慣也在過程中逐步養成。

過去減肥失敗的原因，從來就不是運動量太少，而是沒能持續到底。所以這一次，在運動方面，你要思考的並不是每天要完成多少運動量才能創造熱量赤字，而是如何把目前每天的運動計畫長期持續下去。

記錄減肥法需要分階段進行，記錄的內容也會逐步增加，本階段的記錄格式建議**至少執行一個星期**。

3 ▸ 第二階段：聽到身體的訊號

開始第二階段之前，我強烈建議你閱讀一下 Chapter 8 的內容。

在飲食方面，本書介紹了一套自然飲食法，其中有 5 條正常飲食邏輯，在之後的記錄裡，你會找到對應這些飲食邏輯的內容，其目的是讓你恢復自然、正常的飲食。

本階段的記錄，我們將會結合第一條正常飲食邏輯「**依靠本能**

反應進食」進行。

人渴了，就會想喝水。當你喝了夠多的水，短時間內就不再想喝了，直到下一次感到口渴——這是很自然的行為，不需要思考，不需要意志力，更不需要其他人監督、指導。

水喝了很多，便不想喝了，因為你已經不渴了，身體告訴你：「喝的水足夠了，不再需要了」。

吃飯也是同理，餓了就想吃，吃飽了就不再想吃了，這原本就是件自然而簡單的事情，你本來就具備自我調控的能力。

當然，在飲食方面，你暫時還做不到如喝水一樣自然。因為長期以來，你跟食物以及身體的連結，被各種負面情緒和錯誤觀念阻斷了。

想像一下，大熱天你流了一身汗，渴得要死，你買了一瓶冰的礦泉水，喝了一大口，很爽，再想繼續往下喝，結果身體裡有個聲音告訴你——快停下，你今天已經喝了 200ml，不能再繼續了。

如果你最終敵不過「慾望」，還是喝掉了剩下的水，你會開始自責、懊惱，決定今天、明天減少水分攝取量。

而如果你「成功」壓抑住了自己，又有什麼意義呢？你還是很渴啊！為什麼不能繼續喝水了呢？

也許你會說，這例子不恰當，喝水不會讓我變胖呀，吃多了我會胖！

沒錯，但問題是：讓你胖的從來就不是昨天、今天、明天你吃了多少，而是昨天、今天、明天，你想吃多少。

不論你如何限制，想吃的念頭（也就是食慾）都會一直存在，並且越壓抑，食慾反而越強。

食物就是食物，餓了就要吃，吃就吃自己想吃的，滿足了，你自然會停下來。飲食本該就是這麼簡單的一件事。

你的目標不是讓自己每一天都能成功地把攝取限制在多少卡路里之內，而是每一天你都能自然、輕鬆地吃喝——像所有正常的「瘦子」一樣。你真正要改變的不是每日攝取量，而是飲食習慣。

記住下面 3 點：

1. 沒有不好的食物，只有不合理的飲食方式。

2. 改變飲食方式需要很長、很長、很長的時間。

3. 你現在的一切飲食行為都是合理的——你就是想吃，你就是想吃多，這沒任何問題，接受它們，停止自責。

過去你對減肥的觀念，剝奪了你對自己的信任感。現在，你要把掌控權交還給身體，讓它決定吃什麼、吃多少。

我們有的是時間去透過不斷嘗試、不斷練習，逐步學會正確合理地滿足身體實際需求。

你要做的，就是允許自己吃任何你想吃的，給自己在飲食方面獲得足夠的安全感，拋開一切卡路里的觀念。

同時，接受未來一段時間裡，必然會出現的那些「不符合預期」的飲食方式，這就是你當下真實的狀態。試著擺脫掉那些因為限制、愧疚等無用情緒產生的雜音，專心聆聽身體的訊號。

樂天記錄減肥法裡，把飽足感分成了 9 到 13 分飽，具體為：9

分飽——感覺差不多了；10 分飽——剛剛好滿足＋腸胃舒適；11 分飽——有一點點撐；12 分飽——感覺很撐；13 分飽——撐得難受。

你可以根據文字描述，在飯後評估自己這一餐吃了幾分飽。其實很好記，感覺差不多，就是 9 分飽。吃得剛剛好、滿足，且腸胃舒適，就是 10 分飽。吃得微微撐就是 11 分飽，撐得難受就是 13 分飽，介於兩者之間就是 12 分飽。

需要注意的是，飽足感是一個相對的概念，你的 10 分飽跟我的 10 分飽，食物的分量肯定是不同的，以你自己的感受為準就好。

另外，有些朋友一開始可能無法細分具體的飽足感，這沒關係，盡量寫個數字就好，重點是在評估飽足感的過程裡，你學會關注自己的腸胃感受了，至於得出怎樣的數字，不需要太糾結。

你一定會問，為什麼沒有 8 分飽？

所謂的「8 分飽」（包括少量多餐），是說給「瘦子」聽的，你現在沒能力，也沒必要吃 8 分飽，你理解的 8 分飽，跟「瘦子」的標準也不一樣。在你看來，8 分飽等於沒吃飽，沒吃飽就還會想吃，所以鼓勵自己吃 8 分飽對當下的你來說是沒意義的。

此外，需要注意的是，吃到剛剛好 10 分飽，是一個理想狀態，而不是你當下的自我要求和限制。不需要去以 10 分飽限制自己，更不用強迫自己只能吃到 10 分飽。

我當然鼓勵你嘗試在吃得差不多的時候停下來問問自己是否還需要，但你無須強迫自己吃飽就必須停。

同時，吃 9 到 13 分飽都沒任何問題。吃撐很正常，不需要懊惱和自責，客觀地記下飽足感就夠了。事實上你要接受，在未來很長一段時間裡，你都很難做到 10 分飽，但飽足感僅僅反應腸胃的舒適程度，沒有優劣之分。不論你吃了幾分飽，這都是現在的你。試著想像自己正在做一個實驗，你只是個觀測員，負責記錄資料而已。

不論如何，開始關注並記下腸胃的感受，就已經是巨大的進步了，這個階段的重點也就只是引導你開始關注飽足感訊號，逐步恢復你跟身體的聯繫。

明白了飽足感的概念，以及記錄飽足感的意義，接下來我們就可以開始第二階段的記錄了。

記錄飽足感很簡單，只需要在午餐、晚餐後，結合身體感受，記下飽足感的數字。也可以在完成運動微目標後一起記。

記錄的格式是：

日期：＿＿＿＿＿＿＿＿＿＿＿＿＿＿＿＿＿＿
持續天數：＿＿＿＿＿＿＿＿＿＿＿＿＿＿＿＿
運動微目標完成情況（完成打 ✓，超額完成畫 ☆）：＿＿＿
運動後的好感覺：＿＿＿＿＿＿＿＿＿＿＿＿＿
其他讓你感到開心愉悅的轉變：＿＿＿＿＿＿＿＿
午餐飽足感（寫下數字 9 ～ 13 即可，下同）：＿＿＿＿
晚餐飽足感：＿＿＿＿＿＿＿＿＿＿＿＿＿＿＿＿

我希望你花在記錄上的時間、寫下的字越少越好，你自己能看得懂就行。當然如果你想隨手記下早餐的飽足感，也都可以。

當你剛好在某一餐吃到了 10 分飽，或者開始對自己的腸胃、自身的需求有所關注，感受到一絲絲進步，就可以在旁邊打個勾、畫個星形或者心形，簡單歌頌一下自己，或寫下自己的感悟。在記錄的過程中，發現自己任何微小的進步或者有什麼想說的，都可以記下來。

記錄飽足感，目的是引導你關注身體的飽足感訊號。一段時間後，你也許能夠在吃飯的過程中偶爾停頓一下，細細品味嘴巴裡的味道，咀嚼食物的感受，並評估一下目前大概是幾分飽。

再次強調，現階段你只要能寫出自己目前的飽足感，就已經是一項成就了，至於飽足感的數字是多少，並沒有那麼重要。我們先解決「感覺到飽」的問題，然後再試著處理「如何在恰當的時機停下來」，一步一步來。

以上就是記錄減肥法第二階段的記錄方式，本階段我依然建議持續至少一週以上，當你能夠適應當下的記錄模式，再進入下一階段。提早去記更多內容，並不會讓你瘦得更快，反而會給自己帶來負擔，影響持續性。

4 ▸ 第三階段：10 分飽心得

接下來開始第三階段的飲食記錄——10 分飽心得。在此之前我強烈建議你閱讀一下 Chapter 9 的內容。自然飲食法的第二條正常飲食邏輯是：**吃撐了，過了就過了**。

「撐得難受」實際上是身體在傳達訊號：這頓飯遠超所需了。

吃多，一方面是因為正在減肥的你本來就需要吃更多，以及過去對食慾的壓抑、失控後的罪惡感造成你「非理性」進食，另一方面在於，你不知道最適合自己的分量是多少，你認知裡的飲食所需，跟實際的身體所需有了**偏差**。

解決這種偏差最好的方式就是，累積夠多的資料，進行**校準**。

以前我跟我老婆吃麥當勞，我需要點兩份套餐，而她只吃一個漢堡，說不定還會剩下。跟其他女性朋友一起吃麥當勞，我也會驚訝於她們只吃一個麥香魚——在那時的我看來這只能算作點心，跟薯條同等級，根本不算主食。

每次點餐的時候，我都會無數次跟她們確認——這樣真的可以吃飽嗎？得到的答案都是肯定的，而且縱使我千般誘惑——要不要再多點個辣雞翅？她們也不為所動。

根本原因不在於自律，而在於她們的飲食資料庫累積了夠多的經驗，清楚自己需要多少分量，如何搭配才更有可能吃到剛剛好。

就像俄羅斯方塊遊戲，螢幕上方會隨機掉落各種形狀的零件，遊戲高手總是能迅速地判斷出這個形狀的零件要擺在哪裡，要以什麼方向擺放，才能最大化地利用好它。

接下來的記錄內容，除了吃午餐、晚餐的飽足感，還要順便寫下你認為吃到什麼程度會是一個剛好的狀態。

別緊張，你不需要要求自己每餐都吃 10 分飽，不論是現在還是以後，都不要要求自己「吃到剛好」，更不要強迫自己「吃飽就停」。

你現在很難做到這件事，更重要的是，它應該是自然的行為——如果你做得到，自然就做到了，不需要任何約束，就像前面舉的喝水的例子一樣。

你只需要在飯後思考並記錄下：**以你的實際食量，今天吃哪些東西，可以達到 10 分飽。**

之前的記錄格式你應該已經很熟悉了，這個階段新加入的記錄專案，我把它叫作「10 分飽心得」，用「10 =」表示。

從今天起，你需要分別在午餐、晚餐飽足感下一行，加入 10 分飽心得這一項。

記錄的格式是：

日期：______

持續天數（每 10 天可以給自己畫個☆鼓勵一下）：______

運動微目標完成情況：______

運動後的好感覺：______

其他讓你感到開心愉悅的轉變：______

午餐飽足感：______

10 分飽心得（用「10 =」表示，下同）：______

晚餐飽足感：______

10 分飽心得：______

比如，你今天中午吃了一個大麥克、一對辣雞翅、一盒麥克雞塊、一份中薯，還有一杯可樂。

假設你吃這樣的分量是 13 分飽，寫下飽足感之後，你還要做一件事，就是回想一下，如何重新搭配這些食物，就可以吃到剛好，或者說研究一下你自己的 10 分飽可以拿什麼食物構成。

如果你思考後發現，好像麥克雞塊可有可無，不蘸醬吃也沒什麼味道，去掉它，剛好就是 10 分飽。

那麼就記下：「10 ＝大麥克＋辣雞翅＋中薯＋可樂」。

初期 10 分飽心得一欄，只需要粗略地寫下可能構成 10 分飽的食物搭配，等後期熟練以後，你可以更具體地寫下食物的分量，比如一個辣雞翅、半份薯條、80% 可樂和三片披薩。

當然也可以不寫得這麼詳細，**我們的目的僅僅是更準確地去探究和記錄 10 分飽的實際組成，為下次購買決策作為參考，同時更加瞭解自己的腸胃容量。**

如果你有餘力，還可以順便記錄下身體的感受及心得，比如吃一對辣翅的時候感覺剛好，但最終吃了 4 個，現在腸胃的感覺是什麼樣的。

重點在於描述和探究怎樣的量才能達到自己最舒服的狀態，關注身體的訊號和腸胃的感受，像做實驗一樣客觀記錄下來就可以了。

注意，一定不要替食物秤重量，吃喝的過程，以及記錄飲食的過程都應該是輕鬆的，沒有負擔的，簡單地記錄就夠了，開心地去吃，然後帶著好奇的心態去記錄。

現在我們要做的並不是去行動，而是讓自己思考，建立對腸胃和食慾的深層認知。

記得定期翻翻筆記本，回顧一下過往的記錄，你會建立越來越多的 10 分飽組成方案。

你要想的不是如何管住自己，不去吃自己想吃的，而是對腸胃容量建立一個合理的認知，然後透過不斷嘗試，學會把自己最喜歡的那些食物，按照合理的分量和搭配，放進有限的腸胃空間裡。

減肥不是讓你少吃，而是讓你真正學會品味食物。

5 ▸ 第四階段：飲食清單

本階段的記錄內容跟 Chapter 10、11 有關。對應的自然飲食法的正常飲食邏輯有兩條，分別是：**允許自己吃、依照真實食慾進食。**

在之前的章節裡，我用麥當勞舉過一個例子。我曾經瘋狂地迷戀麥當勞，並不是因為它有多好吃，而是認知習慣代替了食慾，形成了「吃麥當勞——開心滿足」的認知，跳過了品嚐的過程。

我們可以透過重新審視原有思維習慣（連結），然後在固有的認知之上建立更完整的連結來實現行為模式的修正。

現在你可以嘗試重新掌握主導權，用自主思考代替思維習慣，更新一下原有連結中的結論。試著回到第一次吃麥當勞時的樣子：一切的食物都是新鮮的，你需要仔細品嚐味道，然後問自己是否好吃，是否喜歡，再根據自己的實際感受得出結論。簡單講就是：認真吃飯，細細品味，感知食物，感受身體。

當然，你也許依然會得到同樣的結論，但至少這個結論是經過思考得出的，而不是由思維習慣左右的。接下來，你可以嘗試那些你喜歡的，或者你認為你喜歡吃的東西，認真品嚐它們的味道。很可能你會對結果大吃一驚……就像我瘦下來之後才知道麥當勞裡牛肉漢堡排的味道……

我不認為你需要依靠自制，才能讓自己變得更好。正如我不認為你需要別人教你減肥怎麼吃、吃什麼，因為你一直都知道怎樣做是對的、怎樣做更好，只是暫時還不能轉化成行動。

你那些條件反射似的控制，以及失控帶來的種種負面情緒，佔據了你的精力和思考能力，阻礙了你聽到身體的聲音，阻礙了你做出不同的嘗試，更阻礙了你建立起新的連結（認知）。

所以，你首先要做的，就是停止控制，接受當下自己種種的「不健康行為」，減少那些負面的情緒。

然後，鼓勵自己做出新的嘗試，允許自己吃，觀察腸胃的感受，形成更完整的連結。

第三，尊重真實的食慾，細細品嚐食物，因為喜歡吃而吃。

當食慾產生，首先你要識別並承認自己當下的食慾——我現在想吃麥當勞了。然後你需要做的是，問自己：

「我有多麼想吃麥當勞？想吃的慾望按 1 ～ 10 評分的話大概是多少？是麥當勞的哪個食物、味道、細節勾起了我的食慾？」

「我喜歡吃的究竟是什麼？想吃大麥克的話，是因為漢堡排、酸黃瓜、醬料的味道還是三層麵包呢？想吃薯條的話，是因為油炸的酥脆、表面撒鹽帶來的鹹味還是番茄醬的味道呢？」

如果你一時間無法給出這些答案，可以購買對應的食物細細品嚐，然後得到認知，確定某個食物是否符合預期。

你可以透過記錄來加強自己對飲食的印象，完善自己的飲食偏好資料庫。從今天開始，去做個美食家，品鑑每天吃的食物，看看味道是否符合預期。

把食物分成「味道不錯」和「食之無味」兩類。「味道不錯」用打勾加一個圓圈表示，「食之無味」用叉叉加一個圓圈表示。

記錄的格式是：

日期：＿＿＿＿＿＿＿＿＿＿

持續天數：＿＿＿＿＿＿＿＿＿＿

運動微目標完成情況：＿＿＿＿＿＿＿＿＿＿

運動後的好感覺：＿＿＿＿＿＿＿＿＿＿

其他讓你感到開心愉悅的轉變：＿＿＿＿＿＿＿＿＿＿

午餐飽足感：＿＿＿＿＿＿＿＿＿＿

10 分飽心得：＿＿＿＿＿＿＿＿＿＿

晚餐飽足感：＿＿＿＿＿＿＿＿＿＿

10 分飽心得：＿＿＿＿＿＿＿＿＿＿

味道不錯：＿＿＿＿＿＿＿＿＿＿

食之無味：＿＿＿＿＿＿＿＿＿＿

看起來記錄的格式越來越複雜了，別擔心，怎麼簡單怎麼記，你完全不需要寫下冒號前面的項目名稱，直接按順序寫，每行一項內容即可，自己看得懂就好。

此外，你還可以在 10 分飽心得一欄中記錄的食物上直接打勾或者畫叉叉，來表示「味道不錯」或「食之無味」。

每天記錄時，回想一下今天吃進嘴巴的食物，哪些是味道不錯的，哪些是不太符合預期的。不需要全部記下來，記一個印象深刻的，你覺得非記不可的就可以了。

比如你今天吃了一頓超級無敵好吃的烤肉，五花肉好吃到不行，那就把它寫在味道不錯一欄中。你可以詳細描述一下它為什麼好吃，就像寫美食點評一樣。

對待食之無味的食物也是一樣，寫下印象深刻的那個，順便描述一下它為什麼不符合預期（如果沒有，可以留空）。

除此之外，有些食物剛入口是好吃的，但是吃太多就會覺得沒意思了。比如薯條你覺得好吃，但是吃到後面會覺得有幾根軟掉了，而且略鹹。所以一份薯條，對你而言最好吃的部分也許就是前70％。此時你也可以在味道不錯一欄中寫下你覺得剛好滿足且好吃的分量。

每隔 15 天，請對兩類食物進行一次匯整。用一頁空白的紙，匯整自己覺得味道不錯和食之無味的食物清單。

其實現在你就可以翻到筆記本的第 15 頁之後，寫下「匯整」兩個字，作為提醒。（這又是使用實體筆記本記錄的好處之一，你隨時都可以翻到未來的某一天，寫下一些提醒或鼓勵。）

對於味道不錯一欄的食物，匯整的時候可以寫下食物名稱、適合的分量，如果某項食物多次出現，你可以打勾，把它加入你的飲食備選清單中，當糾結今天吃什麼的時候，你可以選擇這些食物以及對應的分量。

而對於之前在食之無味一欄中記下的食物，你也可以匯整一下它們的名稱，以及你之前對它們的點評，避免「踩雷」，帶來不好的進食體驗。

透過翻看之前的記錄內容、定期匯整，你會對自己的飲食偏好有更多瞭解，順便也能剔除那些每次因為習慣而選擇的其實也沒那麼好吃的食物。

以上就是第四階段的記錄內容，需要注意的是，**本階段建議執行一個月以上**，也就是說，在你至少匯整過 2 次飲食清單之後，再進行下一階段的記錄。再次強調，提前開啟下一階段的記錄並不會加快你的減肥進程，少就是多，慢就是快。

6 ▸ 第五階段：每天剩一口

本章是記錄減肥法的最終階段，其中的內容跟 Chapter 12 有關。

在記錄的第一階段，我們使用了微目標策略讓自己保持每天運動，從現在開始，我們要把這一策略運用在飲食上，具體來說就是——**每天剩一口**。

這個微目標執行起來也非常簡單：只需要在一天中的任何時候，剩下任何一口多餘的飯、菜、零食、飲料就算完成。

很簡單吧？

需要注意，每天剩一口，是建立在你的食慾已經得到滿足的基礎上的。

你無須為此餓肚子甚至節食，你依然可以每天吃你想吃的，吃到滿足，我們只是去剩下那些你滿足之後不再需要的、可有可無的、味道一般的食物。

並且，所謂的「一口」並沒有明確的分量，剩下一粒米飯、半根薯條、麵包的一角甚至一滴飲料，都算完成。

這個微目標執行起來也許會帶來一些顧慮，畢竟從小我們被教育「不能浪費食物」，大家總是認為必須吃光眼前的所有餐點。其實吃飯的終極奧義就是讓自己獲得身心的滿足，而是否滿足並不取決於你眼前的食物是否被全部吃掉，而在於你自己是不是吃飽了，吃夠了。

一旦我們當下的需求被滿足，食物就不能再給我們帶來滿足和愉悅了，為了所謂的「不浪費」而把食物塞進腸胃的行為，既不尊重食物，也不尊重自己。所以，當食物不能再帶來預期的滿足感時，就果斷廢棄它們。

除此之外，「浪費」實質上是對購買決策的評價。也就是說，從你付款完成的那一秒開始，這個決策浪不浪費，就已經確定了。

如果你真的不想做個浪費的人，就更要透過「剩一口」這個微目標，深入瞭解自己對食物的需求和喜好，學會選購更適合自己的食物和分量，從而做出更好的決策。

「剩一口」，並不是為了減少所謂的熱量攝取，甚至不是為了減肥，而是讓我們學會廢棄超出自己身體所需的食物，找到自己真正喜歡吃的，從而將食慾滿足得更好，讓自己吃得更開心。

你可以用「①」來表示「每天剩一口」這個微目標，記錄格式如下：

日期：＿＿＿＿＿＿＿＿

持續天數：＿＿＿＿＿＿＿＿

運動微目標完成情況：＿＿＿＿＿＿＿＿

運動後的好感覺：＿＿＿＿＿＿＿＿

其他讓你感到開心愉悅的轉變：＿＿＿＿＿＿＿＿

午餐飽足感：＿＿＿＿＿＿＿＿

10 分飽心得：＿＿＿＿＿＿＿＿

晚餐飽足感：＿＿＿＿＿＿＿＿

10 分飽心得：＿＿＿＿＿＿＿＿

味道不錯：＿＿＿＿＿＿＿＿

食之無味：＿＿＿＿＿＿＿＿

每天剩一口（用「①」表示）：＿＿＿＿＿＿＿＿

只要在一天之中任何一次進食的過程裡，剩下了（超出所需的）

一口，就在①右邊打勾表示完成。

如果一天之中超過一次地剩下多餘食物，或者剩下了不只一口食物，則用星形表示超額完成。你還可以在打勾或畫星形之後，隨手寫下更多內容。比如今天剩了什麼東西，有什麼感受，或者購買食物方面的心得、下次還想嘗試什麼食物等內容。

至此，完整的記錄格式就講完了。我強烈建議你按照順序和建議的時間來逐步解鎖記錄的項目，此外，如果你暫時還沒完成正文部分的閱讀建議，還是把它們都看一遍。如同在本書開頭說的，方法不重要，能幫助你正確地看待減肥，引發對過往減肥方法的些許思考，才是這本書真正的目的。

最後我想解答一個問題，也許你在開始執行前，或者在記錄的過程中，會想知道：「我需要記錄多久？」

如果你還沒開始記錄，這個問題的答案會是至少 300 天。如果你已經記錄了一段時間，那麼我想說的是，在一個理想的、積極的狀態下，你是不應該問出這個問題的。就像在觀賞一部好看的電影，過程中你不會關注時間一樣。你應該享受當下的狀態，或許需要調整一下微目標，確保它夠小，且心中沒有暗自增加目標完成的門檻。（這部分內容可以回看一下 Chapter 4。）

記錄是為了讓你恢復跟身體的連結，回憶起自然的進食狀態，同時放大成就感，促成行為方式的改變。你的體重並不需要透過記錄來維持，如同前面的章節所說，維持體重是個假議題。

那麼，什麼時候才能停止記錄？

記錄，是為了有一天你不再需要記錄，當你發現自己處於一個積極的狀態，慢慢開始變好，有一天自然會知道是否還需要繼續記下去。我在減肥的中後期，刻意運動的時間和頻率都在逐步減少，我的記錄和運動是同步進行的，所以後期我也不再記錄了。但這不影響我正常的生活，更不影響我體重的降低或維持，因為我心底知道，我已經一步步變成了一個「瘦子」。

有一天，你也會發現，自己真的成了一個「瘦子」。

Chapter 14

都會好的

這是本書的最後一章，我想聊點別的。

1 ▸ 減肥是無限遊戲

好幾年前，我曾經迷上了一款手機遊戲。起因是某次聚會有點無聊了，想起當時各種 App 上鋪天蓋地的某款遊戲廣告，就去下載了。事實上在此之前，我從來不玩手機遊戲，包括很熱門的那幾款。（所以，一個你本來沒興趣的東西，如果一萬次出現在你眼前，也許你也會拿起來試試看吧。這大概也是足球場上可樂、啤酒和洋芋片廣告的邏輯。）

這個遊戲本身挺無腦的，幾乎不用操作，就把你的英雄角色放在某個位置上，他們自己來擊敗敵人。製作商為了讓一切更加無腦，設定了加速打鬥過程，甚至跳過過程，可以直接看到結果成功或失敗……

此外，升級打怪也完全不需要你手動操作，英雄放著，自動掛機，只需要登入遊戲領取經驗值就好了，每天能獲取的經驗值基本也是固定的，意味著升級的速度也是固定的。

如果等級不夠，就沒法繼續打下面的關卡，或者解鎖其他玩法。每天能在遊戲裡做的事情非常有限，幾乎每個功能都有次數限制。要嘛自己等級夠了，次數不夠，要嘛遊戲次數足夠，但等級和實力不夠。

總之，經過初期 1 ～ 2 天佈局，每天完成了當天任務之後，剩下的就都是垃圾時間了。每天就只能玩這麼十幾分鐘，顯然對於很多人來說是不夠的。每個人都想做更多，想合成更多英雄，想升級更快，想在競技場更有實力……

所以呢，儲值嘛。

遊戲次數不夠？買。

英雄不夠厲害？買。

裝備不好？買。

花的錢越多，VIP 等級也越高，會提升你的升級速度，讓你能夠更快體驗後面的遊戲內容。

遊戲的盈利模式，是建立在每個人願意在即時滿足這件事上花的成本。

當然也有很多「無課玩家」（從來不儲值的玩家），一分錢不花，就每天打開遊戲完成基本任務。不過，不課金（儲值），每天對角色成長的推動上限會很低，所以他們的遊戲時間是以「週」甚至「月」為週期的，用一兩年的時間慢慢成長。

遊戲裡有抽獎的機制，可以抽英雄、抽裝備、抽材料，每抽一次就要消耗一個道具，道具可以用有限的遊戲金幣購買，當然也可以直接花錢。

每天能在商店買到的抽獎道具是有數量限制的，比如抽高級英雄的道具一天只能買 1 個，抽隨機英雄的卷軸一天最多買 8 個。

每個星期運營商都會做一個為期一週的活動，比如抽英雄的活動，你在活動期間抽的次數達到一定數量，就能獲取厲害的裝備或英雄作為獎勵。

僅僅只是在開始活動之後花遊戲幣買抽獎券，是遠遠不夠的。所以「無課玩家」的策略是每天上線購買抽獎道具，但不去使用，等到對應的活動開始後一次性用掉。

願意用一個較長的週期來玩這個遊戲，是另一種玩法，同樣會樂趣滿滿，而且收益往往更大。

但如果目標是最高檔次的獎勵，囤貨往往需要好幾個星期，如果遊戲幣不夠甚至需要個把月。

並且，囤貨意味著當下不能去使用這些抽獎道具，而有時候你就差某個英雄就能升級了，所以很想抽個獎賭賭運氣。一旦抽了第一次，就會有第二次，第三次，囤的那些道具就這樣被消耗掉了。

大概就是即時滿足一時爽，一直滿足一直爽⋯⋯

我陸陸續續也儲值了不少錢，買了個英雄、一些升級材料，和每週活動的各種抽獎券（我基本屬於囤不住貨的那種人）。

畢竟如果不花錢，厲害的英雄要個把月才能拿到，收集的道具數量也不足以拿到獎勵。這時候糾結課金或不課金是沒意義的，小孩子才做選擇，成年人嘛⋯⋯沒什麼大不了的，一頓飯錢而已，課下去。

後來發現，之前低級別的時候，花錢購買的東西，在等級高了以後，獲取難度和成本都大大降低。

早期厲害的英雄（我在上面投資了很多），結果到後期一文不值，變成其他英雄的升級材料。

倒也可以理解，畢竟想在遊戲的第三、五天，體驗到普通玩家遊戲三、五十天的進度，就得付出額外的成本。

高級的行銷模式背後，就是對人性的洞察。

看了帳單才發現，不到兩個月，我在這個遊戲上竟然花了那麼多錢。可見在這個時代延遲滿足的代價有多麼高。想想也是，吃喝玩樂，基本都能馬上得到。我粗略一想，如今生活中需要等待的，好像就只剩下紅綠燈和外送員了⋯⋯

減肥這件事情，也有課金和不課金兩種「玩法」。

用正常、不課金的方式，瘦下來的速度基本是固定的，也就是說每一天，我們的所作所為，對減肥這件事的推進是有上限的。如果想加快進度，就要付出額外的時間、精力和金錢。但不同於遊戲，盲目地加快進度未必有意義。

我有個朋友在做微商，賣很多東西，其中有一種代餐，據說可以增強飽足感，還包含某某成分⋯⋯我們一起出去吃飯，她也不敢吃主食。她覺得只要吃代餐，飲食上再按照說明注意一下，就可以了。我們每次見面，她都會說最近又瘦了幾公斤。

前幾天她說想趕快瘦下來，就可以不再吃代餐而正常吃喝了，畢竟代餐也挺貴的。我順勢一問價格⋯⋯3500 元！只夠吃大概兩個星期⋯⋯

體重降低的速度可以透過各種手段加快，而變瘦的進程，卻很難透過外力推進。

吃代餐，到達目標體重，然後呢？

代餐本身不會改變你的食慾，就像她說的，瘦下來之後，她還是想正常吃自己想吃的食物。她減掉的幾公斤體重，與其說是代餐的功勞，不如說是這段時間對飲食稍加限制的結果。

很多人都想要快速減肥，網路上也有各種「如何一個月瘦 10 公斤」的文章。月瘦 10 公斤這件事有很多途徑可以實現，但是，我不鼓勵你這樣做。

且不談這種瘦身速度對應的難度和痛苦有多大，重點在於即便你一個月瘦了 20 公斤，也未必是真的瘦。我們在 Chapter 10 聊到過這個問題，比起「如何月瘦 10 公斤」，更重要的問題應該是月瘦 10 公斤之後如何生活。**瘦，不是某個體重數值，而是一種生活方式。**

就像「無課玩家」眼中的遊戲方式，每個人以健康為前提的減重速度幾乎都是固定的。

正常狀態下，我們每天能為減肥的付出是有限的，推動減肥的進程也是有限的。

減肥的進程是由持續時間（天數）推動的，而不是某一天或某幾天的加倍付出推動的。

減肥不在於用了多久瘦，而在於瘦了多久。想通這件事，你對代餐和減肥藥之類的廣告，基本上就能免疫了。

有一本很有意思的書，叫作《有限與無限的遊戲（Finite and Infinite Games）》。作者詹姆斯．卡斯的寫作風格簡單粗暴，全書一句多餘的話都沒有，也很少舉例，以至於薄薄的一本書讀起來相當費神。書中把我們接觸到的「遊戲」分成「有限遊戲」和「無限遊戲」。

「有限遊戲」就是能夠結束的、有終點的遊戲，比如一場足球比賽，或者下棋，要嘛時間到了，要嘛被「將軍」了，它總會得到一個結局。而「無限遊戲」，指的就是前面講的這類手機遊戲，它沒有真正意義上的輸贏，也沒有什麼終點和結局。

那麼，減肥是「有限遊戲」還是「無限遊戲」呢？

很多人雖然嘴巴上說「減肥是一輩子的事（業）」，但依然是用玩「有限遊戲」的方式來減肥，因為他們認為瘦、減肥等於達到某個體重，於是用盡辦法追求體重的快速下降。

真的減到50公斤、45公斤之後，可能又會遇到其他問題。「有限遊戲」的玩法，顯然不適合「無限遊戲」。

減肥是哪種遊戲的重點在於，瘦是否有終點。如果你明白瘦是一種生活方式，你會發現減肥其實是一個「無限遊戲」。

所以減肥是一輩子的事嗎？當然不是！

把減肥當一輩子的事（業）的人，大多玩的是一個叫作「維持體重」的「無限遊戲」。減肥這個遊戲的本質是「變瘦」，而不是「減體重」。**減肥不是一輩子的事，瘦才是。**

所以，作為一個「無限遊戲」，減肥更適合「無課玩家」的玩法——拉長遊戲週期，合理配置有限資源（意志力），認清每日付出對瘦身進程推動的上限，發現不同的樂趣和風景。

話說回來，前面提到的那個手機遊戲，我玩了大概兩個月就刪掉了，沒有一絲留戀。至於那些花出去的錢，已經是沉沒成本，我覺得能瞭解到現在的手機遊戲是什麼樣子，人們都在玩什麼，以及遊戲廠商的盈利模式，已經值回「票價」了。

其實，遊戲讓人上癮的並不是遊戲內容本身，而是低成本獲取滿足感的誘惑。即時滿足帶來的是生理性刺激，是當下的「爽」。然而「爽」完了以後，剩下的依然是每天平平常常的生活。

如今，人們越來越偏愛短平快的東西，對「無聊」的容忍度越來越低，耐心也越來越少，我打賭此時此刻你依然沒辦法完全接受「減肥需要 300 天」這種設定。

我在《不勉強，更快樂》[5] 一書中，認識到了「內觀」的概念。簡單說，「內觀」就是主動去觀察、覺察各種事情。

做起來也很簡單：你只需要帶著好奇心，去覺察自己聽到什麼、聞到什麼、品嚐到什麼、觸碰到什麼，以及覺察自己的情緒和反應。

比如此時此刻，你正看著這本書，你有沒有留意到手掌拿起書的感覺是怎樣的，手指抵住書封面的感覺又是怎樣的？……

我想在看完上一段文字之前，你並沒有注意到這些感覺，因為你正期待著能從這些文字裡獲得什麼有幫助的內容，心裡也許還想著手機上是不是有什麼待回覆的訊息，社交媒體上有沒有什麼新鮮的事情。

你的專注力也開始了倒數計時——如果目光再掃過幾行字，沒看到什麼「有用」的東西，就打算拿起手機滑一下了。

而資訊的提供方有一萬種有意無意的方式去抓住你的眼球，比

---

5 布魯克．麥卡拉莉（Brooke Mcalary）的著作。布魯克．麥卡拉莉是《慢活的家》（The Slow Home）節目製作人、主持人。

如加粗、居中一行字，問你一個直擊內心的問題——**你有多久沒有專心地做一件事了？**然後再來一個小標題，讓你獲得「讀完了一部分」的成就感，吸引你繼續看下去……嗯，就像這樣。

2 ▸ 人性是經不起考驗的

前陣子本想在知乎上查個東西，順手點到了一個感興趣的小影片，影片結束後又會自動播放下一個……等我意識到自己似乎看了很久手機的時候，時間已經過去了一個多小時。這件事讓我挺震撼的。

同樣的事情也發生在各大搜尋引擎。作為大部分瀏覽器的默認首頁，很多搜尋引擎首頁都會有一個「熱門搜尋」，告訴你現在正在發生什麼事情，等你看完了一圈之後，往往忘記了一開始想要查找什麼資訊。

事實就是，人很容易「上癮」——在一切生活中的縫隙，都會拿起手機，檢查自己「脫離世界」的這幾分鐘，是不是錯過了什麼驚天動地的事情。

你無時無刻不在期待著更大的刺激，以應對目前平淡的日常生活。而這個時代，「延遲滿足」這件事，越來越難做到了——當天可達的電商、半小時送到的美食、隨意點播的娛樂節目……

當意識到這一點後，我刪掉了手機上很多 App，還設置了使用時間限制。但起初並沒有太大的作用，因為我依然會想要在一切空檔中拿起手機，我甚至都不知道為什麼要拿起手機，這個行為毫無目的，或者說唯一的目的就是尋求可能的刺激。

於是我決定在下次毫無目的想要拿起手機之前，暫時按捺住這個動作，讓自己靜止 2 秒鐘，什麼都不做，去感受，傾聽自己的心聲，搞清楚自己拿起手機是想做什麼，僅僅是因為習慣，還是想查閱什麼資訊，去試著有意識地使用手機。

太長不看、無聊不看、太慢不看……每個人都期望用更少的時間、更快地獲取更多勁爆的內容。人們不再關注生命中「無關緊要」的細節、感受、情緒，因為生活中已經存在太多的刺激，而這些刺激也在不斷提升人們的門檻。

於是我們開始渴求更爆炸的資訊、更激烈的遊戲、更獵奇的影片，當然也包括，更多的、更重口味的食物。人們常常一邊吃飯，一邊想著其他事情，或者一邊玩手機，視線甚至都不在食物上，更不要說細細品嚐食物的味道了，只是機械地把食物送到嘴裡。你不知道食物的味道，也不知道自己真正需要吃多少，你不再能聽到身體的回饋和訊號。

不妨試著練習一下前面提到的「內觀」。在吃飯的時候，拿出幾秒鐘的時間，專心體驗目前的食物，在心裡描述一下它的味道、咀嚼的感受，評估一下自己當下的飽足感——其實這也是記錄減肥法試圖引導你做的事情。

在做任何事的過程中都可以進行內觀。

如果你現在正站著，就感受一下腳掌跟鞋墊、地面接觸的感覺；如果你正坐著，就體會一下臀部與椅子、沙發接觸的感覺；喝水的時候，可以關注和想像水從接觸嘴唇到咽喉的過程；健身的時候，可以在腦子裡描繪一下是身體哪個部位、哪塊肌肉正在緊繃、發力。

你也可以在空閒的時候做幾個深呼吸：清空一切雜念，只專注於呼氣和吸氣，心裡默念「吸氣」，然後吸氣直到肺部充盈（初期可以默數1——2——3——4），再呼出所有氣體，重複幾次。（這招對失眠也很有用……）

在呼吸的過程中，你只需要專注呼吸，試著感受空氣進入鼻腔的瞬間、肺部膨脹的感覺，等等。

聽起來似乎沒啥用，而且很玄，你不妨就把它當作每天放空自己幾秒鐘的方式，一開始也許會覺得無聊，但刻意做幾次這樣的練習，你就能發現自己的視角開始變得不同。

內觀，其實就是把自己抽離出來，從「上帝視角」認真體會當下的感受和情緒，有意識地覺察當下的一切。

內觀、正念或者冥想，不論怎麼稱呼這件事，它的重點都是讓你恢復對身體、感受和情緒的敏感度，對一切重新燃起好奇心，讓自己覺察到生命的細節、感受到時間的流逝和內心的情感，從而變得更加專注、敏銳。

那麼現在，暫時放下這本書（也別拿起手機），完全放空幾秒鐘，或者嘗試認真觀察一下周遭的事物、感受內心此刻的情緒吧。

然後，記住這種感覺——這就是你認真對待生活的樣子。

你隨時都可以進行內觀，隨時都可以開始改變，無須等一個新的開始，每一秒都是全新的。

3 ▸ 做做減法

有本書名字叫《才不是魯蛇》，當中提到「做二休五」，意思就是每個星期只工作兩天，休息五天。作者叫大原扁理，1985 年生，高中畢業以後在家宅了 3 年，然後出國轉了一圈。回到日本後做過很多份工作，後來覺得每天工作時間那麼長，假日的時間又少得可憐，這樣沒品質的生活不是自己想要的，各種以加班為榮的風氣也不是他喜歡的……於是他決定搬到東京市郊「隱居」。

整整 8 年，他不參加社交活動、不用手機、不用網路，用最少的工作時間投入，滿足最基本日常生活所需，大多數時候，他每週只工作 2 天。

以下摘錄他說過的話：

在旁人看來，一個高中學歷、身心健全的男子，既不升學也不就業，足不出戶又沒朋友，旁人一定會擔心地想：「你還好吧？」……人生不是被給予的，而是由自己選擇後產生的，或許我當時體會到了這層快感也不一定。重點在於，不用認真做取捨、選擇，也生活得下去。泡澡之後髒汙就算沒有被洗掉，也不會死。……只要能夠滿足衣食住的需求，就不要為了其他目的而庸庸碌碌地工作。

書中開頭幾章，基本都在分享「如何用最低成本在日本生存」，各種小技巧看起來也是很搞笑。會看到很多「因為沒錢，所以……」、「……這樣的話，就可以省下很多錢」之類的句子。每週只工作2天的話……真的會很窮，但是呢，窮，在大原扁理眼中，只是一種選擇而已。

話說回來，為什麼我們需要那麼多錢？

為了溫飽，當然無可厚非。問題在於溫飽了之後呢？

我們習慣做加法。覺得自己有了足夠的錢，就可以擁有各種喜歡的東西，可以環遊世界，可以不再工作。

首先，慾望永遠都走在購買力前面，不然也不叫慾望了。小時候你有多麼想要那個幾塊錢的文具、幾十塊的玩具，未來你就會有多麼想買幾十萬的車子和幾百、幾千萬的房子。

而環遊世界其實並不需要太多的錢，或者說阻礙一個人去環遊世界的，從來就不是金錢。最直接的阻礙是，去旅遊沒年假，沒幾個人敢就此辭職，嘗試不同的生活方式。

那麼，賺了夠多的錢，就可以不再工作了嗎？事實上，對於很多人來說，實現自我價值的唯一方式就是工作。

「等我有了錢，我就能……」這樣的想法，背後其實代表著你沒想明白：如何過好當下的生活。「等我瘦了以後，我就能……」也是一樣。

前兩年我帶陸涵去動物園玩，園區裡有很多表演，有個橋段是隨機找幾個觀眾上臺跟動物互動。我到現在還記得，有個爸爸被請上臺，說他是帶女兒來的，希望以後可以有更多時間陪伴她。

大家自然會給予掌聲，可是這話我聽得挺彆扭——他現在不是正在陪他女兒嗎？「希望以後有更多時間陪伴家人孩子」，其中的「希望」，指的是向神明祈禱，還是自己的期待？

多花點時間陪家人，不需要借助神明的力量，也不需要去期待，這難道不是隨時都可以去做的事情嗎？又或許這只是彌補愧疚的一種表達方式？

「能夠做的」事，是由年齡、知識累積、社會地位、財富水準決定的；「可以做的」事，只是由你自己決定的。當然，一切選擇皆有代價，但你隨時都有選擇的權利。

大原扁理說：

所謂的人類，原來並不是依照順序走的啊……無論年輕人或老人，明天都可能因為突發事故或疾病而死去。與年齡沒有關係。因此，比起今天「我能做什麼」，用「我不做什麼也可以」的刪去法來思考，會更快樂也不一定。

對當時的我而言，因為或許明天就會死，所以現在「不升學也可以」、「不就業也可以」、「不結婚也可以」、「不存錢也可以」、「不跟人來往也可以」、「不達成父母的期待也可以」等等，就是這個「現在不馬上做什麼也可以」的節奏。

我甚至覺得，該不會人生有八成都是由不用做的事所構成的吧？基於這個理由，我很喜歡的一句話是「二十歲之後的人生要用減法」。這個也想做，那個也想嘗試，一直用加法來思考的話，全部都會混在一起，有時反而不知道什麼才是自己真正想做的事了。

先快、狠、準地刪掉不用立刻做的事，剩下來的就是在死前無論如何也想做的事了。這樣的話，就算今晚死神突然來敲門，應該也可以坦然讓他進來。

人類社會是多元的，這個世界也不是非黑即白的，大原扁理的這本書也許存在爭議，但於我而言，那些文字更多是讓我思考：**生活是什麼，什麼不是生活，以及既然覺得有些東西不該屬於日常的生活，那完全可以拒絕——我們完全有拒絕的權利**。其實在滿足溫飽的前提下，那些看似無法拒絕的人、事、物，都是貪念的藉口。

那麼，你關於減肥的種種困擾，是否也可以透過降低預期來解決呢？還有，你覺得減肥很累、很辛苦，為什麼不能換個不累的、不辛苦的方式，或者索性就不減了？為什麼不可以呢？

關於「生活是什麼」，每個人都會探尋到一個答案。

在此之前，不妨先做做減法，搞清楚什麼不是生活。比如，減肥裡的那些煩憂，我覺得不應該屬於生活。

4 ▸ 漫天的星星，你看到了嗎

從 2015 年開始寫減肥類的分享文章，至今 5 年多了。可以說，所有你對減肥的疑惑，我都已經聽過八百遍了，而所有我想要對你說的話，也講了八百遍了。

其實我更想告訴你的是，減肥這件事，跟年輕時遇到的那些「過不去的坎」一樣，被時間碾壓過後，連痕跡都不會留下。可問題是，不曾走過這一程，又有幾個人聽得進去？所以，現在我每每看到十幾二十歲的女孩子，為了一個體重數值把自己搞得死去活來的時候，就覺得，也許這也是「青春」吧。

2019 年，我去看了金士傑的《演員實驗教室》，這是由很多個演員真實的人生經歷組成的舞臺劇，印象最深的是賀四的故事。

排演前，導演給了賀四兩個問題——「我愛什麼？」、「我怕什麼？」賀四絞盡腦汁也寫不出來，就突然想起臨近畢業的一個晚上，跟三個好友一起，半夜爬上了一個未竣工的高架橋，一邊喝著酒，回憶大學裡發生的那些事，一邊暢想著未來。

「賀四，你不是說要做『臺灣畢卡索』嗎？」

同是美術系，四個人都沒有繼續當時的夢想。室友放下了畫筆，好哥們找了個不可靠的公司當職員，要去當兵的學長，擔心自己以後會禿頭……賀四說，不會的，絕對不會的。

聊得多了，喝得也多了，話越來越少，夜越來越深。其實「未來」已經來了，但在那個夜晚，眼前能看到的，就只是一片漆黑。

賀四突然跳起來，瘋了一樣地吶喊——「不，不是這樣的，我們不會變的，我們就是我們啊！我們不會變的！不管過了多久，我們都會是現在的樣子！」

兩分鐘的獨白，填滿了全部的空氣，整個劇院安靜得可怕。我坐在第一排，「賀四」離我不過 5 公尺的距離，我就這樣看著她背對身後的老友，面對漆黑的夜空，吼出心裡的恐懼和不服輸。

終於，舞臺上只剩下賀四身上的光。她回到當下，繼續在寫字臺前發愁。已經禿了頭的學長「走進」她的房間，問：「阿四，當年那些事都怎麼樣了？」

賀四回答：「它們一件一件、一字不差地，發生在了我身上。」

學長即將離去之時，賀四問：「等等，學長，你是當年的那個學長，還是？」禿了頭的學長笑著說：「阿四，你看到我這一頭烏黑茂密的頭髮了嗎？」她說：「我看到了。」

青春，就是你知道每天太陽落下後，漆黑的夜空裡會有漫天的星星。即便城市裡再多光害，哪怕抬起頭都是霧霾和烏雲，你依然清楚，這片天空有成千上萬顆星星，明天有數不清的可能。

後來呢？日子是從什麼時候開始變成一條直線的呢？

全職在家帶我兒子的第三年，我經歷過一段消極的日子。也沒什麼特別的原因，就常常覺得沒意思了——該有的都有了，不該有的也沒想過有，日子沒什麼可期待的。

狀態最差的時候，我每天不想起床，起床後也不知道做什麼。中午吃完飯，沒什麼特別的事就去躺著，然後越躺越難受，又沒什麼起來的動力，就睡著了。再醒來，通常天已經黑了，想著日子就這樣又過了一天，我莫名地在廁所哭，一邊用力抽泣，一邊思考我到底為什麼哭來著？

偶爾站在陽臺上看著窗外發呆，低頭看看樓下的地面，竟沒有任何恐懼。我其實是個特別怕死的人，但當這個念頭出現以後，我覺得問題有些嚴重。跟任何人聊都沒用，沒有真正體會過的人，終究說不出什麼有幫助的話。

後來看了一些相關的資訊，我覺得自己日照時間太少了，家裡也的確沒有陽光直射，我該像植物一樣，每天曬曬太陽。

既然生活沒什麼期待，就盡量去做自己想做的事情吧。於是當天晚上，我開車橫跨了半個廈門，打算去一家商場玩賽車遊戲機。晚餐吃的麥當勞，點了一堆以前愛吃的，結果也提不起興致，覺得特別絕望。

還好那個賽車遊戲機挺有趣，我一直玩到商場打烊。後來買了一整套玩賽車遊戲的裝備，有時間就在家開個車。其實開賽道跟跑步時的狀態差不多，你只能思考什麼時候加速、什麼時候減速之類的事情，其他的都不重要。

之後去了一直想逛逛的杭州和千島湖，還去廣州第一次看了現場的足球賽。出門在外，晚上在飯店無聊，就去健身房流個汗。其實，自從我瘦下來以後再也沒正經運動過了。回廈門辦了張健身房會員卡，有時間就去動一動。關注了本地幾乎所有的劇院粉絲專頁，但凡有點興趣的，就去看。跟一群人傻笑，哽咽，感動，鼓掌。

那年夏天還去了趟臺灣，完成了想了好幾年的自駕環島，體驗也特別好。期間在花蓮遇到地震，4.5 級說大也不大，但足以讓你在短短幾秒鐘裡回望一下自己的人生——我很慶幸自己沒什麼遺憾。

現階段想嘗試的，多半都嘗試過了，實現不了的，也沒再當回事了。

總而言之，經過幾個月的「自救」，我似乎「活」過來了。其實也分不清這些在生活上的各種新嘗試，是因為我開始熱愛生活了，還是因為轉移了注意力。不過，在那段時間裡，我慢慢學會認真體驗那些情緒，喜也好，悲也好，都是一條直線上的起伏，它們讓我把日子過得更生動了。

也因為那段經歷，讓如今的我才有機會發現風和日麗是什麼感覺，我開始享受生活中的一抹陽光、一陣微風，又或是雨後清新的空氣。每天我都會認真地感受一下陽光，哪怕只有幾秒鐘，也像完成了一次光合作用，整個人充滿元氣。我甚至覺得陽光就是生命最好的饋贈。

這幾年我寫的文章結尾，往往會出現一些雞湯味的文字。那些句子從來沒有設計過，只是寫著寫著，差不多要講完了，就難免感嘆——你看我扯這些幹嘛呢，減肥啊，胖瘦啊，真的沒什麼大不了的。別為了這些破事壞了心情，等在你前面的有一整個世界呢。

曾經有一個 18 歲的讀者留言給我，說自己恢復飲食復胖 15 公斤，現在都 55 了，月經還不來，想自殺。我說，你才 18 歲，當了一輩子學生，這個世界只被你體驗到 1%而已，現在就走太不值得了。瘦身這種事情，嘗試過，成功了就成功了，沒成功就沒成功，過了就過了。有太多東西值得你去親眼看到、親手摸到、親身感受到，如果整天被胖瘦這種事纏著，就沒機會體驗它們了。

在寫這本書的過程中，我去看了《靈魂急轉彎》，電影中的男主角想成為一名音樂人，家人卻希望他好好當一個音樂老師。終於他得到了一個機會，可以和著名的樂團一起演出，他開心地在路上跳起了舞——然後遇到了意外，來到了介於生死之間的地方。在那裡，男主角誤打誤撞地成為一個「導師」，負責幫助新生的靈魂找到他們的「火花」（Spark），讓他們獲得性格特點或者興趣，然後才能獲得通往地球的通行證。

電影的後半段，男主角幾經周折，甚至穿越「生死」才得以完成他夢寐以求的一場演出，希望就此開啟嶄新的人生。正當我以為這是個俗套的故事時，舞臺上的燈光熄滅了，男主角坐地鐵到家，一切如常——什麼好像都發生過，又好像什麼都沒有發生。

很多影評人說這部電影很「療癒」，要我說，其實它只是把冰冷的現實溫柔地拍在了觀眾的臉上，讓你暫停一下眼前的人生，去思考人為什麼活著？

看過一則趣聞：有一次樸樹[6]去外地演出，在返程途中，夕陽很美，樸樹突然叫司機停車，說自己要看夕陽。其他人問，你一個人怎麼回去？樸樹說：「那不管，以後再說，你先讓我看夕陽。」

我很喜歡樸樹，所以很多年前就知道有這麼一件事，但當時只覺得樸樹這人滿不一樣的。多年過去，如今再想到樸樹當時的所作所為，我突然發現，其實「反常」的是我們。

不知道從什麼時候開始，人慢慢失去了自己的 Spark，所有事情

6　中國知名音樂人。

都必須要一個目的和結果，結果還必須得符合預期。一個又一個的目標，包括那些夢想，很容易讓人們陷入執念，一不小心就忽略了生活原本的意義。同車的一行人無法理解朴樹，因為他們都想盡快到達目的地，樸樹大概也無法理解其他人，這麼美的夕陽，為什麼不能停下來多看一會兒？

我們都需要找到自己的 Spark，實際上它可以是面對生活的勇氣，或者感到快樂的能力，又或是點亮生活、生命的瞬間——對我來說，這個瞬間發生在某個颱風過境的晚上。

前面提到過，我 2019 年才開始跑步，坦白說在此之前我真的不喜歡跑步，即便我家附近有個體育場（就是電影《西虹市首富》裡的那個訓練場）。

某個晚上，我突然想出去跑步，體育場 10 點關門，到那邊已經 9 點半多了，我二話不說開始跑起來。

跑著跑著，又快進入彎道，每次經過那個照明燈都覺得刺眼，突然，那盞燈毫無預兆地熄滅了——就這樣，整片天空一瞬間填滿了我的全部視線，颱風過境後的雲特別美，耳機裡剛好是新褲子樂隊〈生命因你而火熱〉的間奏……

城市的光害把星星都藏了起來，但我知道漫天的星星就在那裡——在高樓上方，在雲層後面，有成千上萬顆。

雖然這是一本關於減肥的書，但我最想說的是，不要沉迷於減肥。其實生活中有很多有趣的事情，你壓根不需要讓自己處於一個

「正在減肥」的狀態，認真去生活，尋找那些能夠讓你充滿熱情的事情，過好每一天，就夠了。

減肥並不意味著把自己從生活中暫時抽離出來，像加入某個特訓營一樣，拚了命地改變自己，然後逆襲歸來。減肥，只是讓你更認真地生活，吃精緻的、美味的食物，享受運動帶來的快樂，僅此而已。

數不清的人跟我說過：「樂天啊，要是早點遇到你就好了，我就不用走那麼多彎路了。」事實上，不論往哪個方向走，在當時看來都是在前進的狀態，只有回過頭來才能知道這是不是「彎路」。即便是一條彎路，要我說，它也是值得走上一程的，不然你也不會下定決心換個方向。

不是我們相遇晚了，其實這場相遇來得剛剛好。並非我的文字多麼有道理，而是你自己想明白了，於是我無須拼出一個「捷克斯洛伐克」就可以敲開你的大門。

一切都會好的。又或者有一天，那些讓你煩惱、難過的事情將變得不再重要。

陸涵曾經問我，他出生之前在哪裡。

認真想來，才發現我們的遇見有多麼不易。

就像你抬頭看一眼夜空，目光剛好停留在某一顆星星上——看似平常，但也許換一個時間和地點，它就不在那兒了。

而那顆星星的光，在宇宙中獨自前行了不知多久，才終於穿過地球的大氣層，恰好映在你的視網膜上。

當我想到這些，就會對每一次相遇充滿感激。

謝謝你。

高寶書版集團
gobooks.com.tw

新視野 New Window 240

放棄減肥，我瘦 30 公斤

瘦不是挑戰，是種生活方式！別再幻想 30 天瘦 3 公斤，拋開所有減肥法，開始動筆記錄，300 天自然瘦 30 公斤！

作　　者　陸樂天
責任編輯　陳柔含
封面設計　林政嘉
排　　版　賴姵均
企　　劃　何嘉雯

發 行 人　朱凱蕾
出　　版　英屬維京群島商高寶國際有限公司台灣分公司
　　　　　Global Group Holdings, Ltd.
地　　址　台北市內湖區洲子街 88 號 3 樓
網　　址　gobooks.com.tw
電　　話　(02) 27992788
電　　郵　readers@gobooks.com.tw（讀者服務部）
傳　　真　出版部　(02) 27990909　行銷部 (02) 27993088
郵政劃撥　19394552
戶　　名　英屬維京群島商高寶國際有限公司台灣分公司
發　　行　英屬維京群島商高寶國際有限公司台灣分公司
初版日期　2022 年 4 月

國家圖書館出版品預行編目（CIP）資料

放棄減肥，我瘦 30 公斤：瘦不是挑戰，是種生活方式！別再幻想 30 天瘦 3 公斤，拋開所有減肥法，開始動筆記錄，300 天自然瘦 30 公斤！/ 陸樂天著 . -- 初版 . -- 臺北市：英屬維京群島商高寶國際有限公司臺灣分公司，2022.04

面；　公分 . -- (新視野 240)

ISBN 978-986-506-370-2 (平裝)

1.CST: 減重

411.94　　111002362